Kalika Gupta

Doenças do ouvido comuns nas crianças em Deli

Kalika Gupta

Doenças do ouvido comuns nas crianças em Deli

ScienciaScripts

Imprint

Any brand names and product names mentioned in this book are subject to trademark, brand or patent protection and are trademarks or registered trademarks of their respective holders. The use of brand names, product names, common names, trade names, product descriptions etc. even without a particular marking in this work is in no way to be construed to mean that such names may be regarded as unrestricted in respect of trademark and brand protection legislation and could thus be used by anyone.

Cover image: www.ingimage.com

This book is a translation from the original published under ISBN 978-3-330-33050-4.

Publisher:
Sciencia Scripts
is a trademark of
Dodo Books Indian Ocean Ltd. and OmniScriptum S.R.L publishing group

120 High Road, East Finchley, London, N2 9ED, United Kingdom
Str. Armeneasca 28/1, office 1, Chisinau MD-2012, Republic of Moldova, Europe
Printed at: see last page
ISBN: 978-620-7-93174-3

Copyright © Kalika Gupta
Copyright © 2024 Dodo Books Indian Ocean Ltd. and OmniScriptum S.R.L publishing group

Doenças do ouvido comuns nas crianças em Deli

Conteúdo

1. **INTRODUÇÃO**

Os seres humanos interagem com o seu ambiente através de experiências sensoriais. A audição, em particular, facilita fundamentalmente a comunicação e promove a interação social. A audição é a chave para a aprendizagem da linguagem falada e é importante para o desenvolvimento cognitivo das crianças. A deficiência auditiva constitui um obstáculo à educação e à integração social.[1-6]

1.1 Carga da doença

Em todo o mundo, mais de 360 milhões de pessoas (cerca de 5% da população mundial) são afectadas pela perda de audição, incluindo 32 milhões de crianças. Cerca de 0,5 a 5 em cada 1.000 bebés nascem com uma deficiência auditiva ou desenvolvem uma deficiência auditiva na primeira infância. De acordo com estimativas da Organização Mundial de Saúde (2015), mais de 60% das doenças otológicas (do ouvido) poderiam ser evitadas através de medidas preventivas.[7-8] Estima-se que dois terços da população mundial com deficiência auditiva vivem em países em desenvolvimento.[9] A prevalência de doenças otológicas é mais elevada no Sul da Ásia, na Ásia-Pacífico e na África Subsariana. No Sul da Ásia, a prevalência de distúrbios otológicos no grupo etário pediátrico é de 2,4%.[7-8]

De acordo com um relatório de 2007 da Organização Mundial de Saúde (OMS), 6% da população da Índia sofre de uma deficiência auditiva significativa.[10] Nesta base, estima-se que mais de 70 milhões de pessoas na Índia vivem com uma perda auditiva moderada ou grave. Na prática, isto significa que estas pessoas (que sofrem de perda de audição) têm dificuldade em realizar actividades quotidianas como falar, ouvir rádio ou ver televisão, etc. As pessoas com um grau mais elevado de surdez (severa ou profunda) podem apenas conseguir ouvir as palavras gritadas ao ouvido, ou podem não conseguir ouvir nada.[11]

De acordo com o censo indiano de 2011, cerca de 8% de todas as pessoas com deficiência auditiva na Índia pertencem ao grupo etário dos 5 aos 9 anos. Destes, 70% vivem nas zonas rurais da Índia e os restantes nas cidades.[12]

As crianças em idade escolar (6-16 anos) representam 25% da população dos países em desenvolvimento.[13] Na Índia, este número (crianças em idade escolar) é de cerca de 20%.[12] A idade escolar é uma das alturas mais apropriadas para o rastreio de várias doenças, uma vez que a maioria das crianças está reunida em centros académicos e pode ser examinada.[14]

As crianças com deficiência auditiva podem beneficiar muito com a identificação precoce e a adoção de medidas adequadas.[15] A Speech and Language Association of America (ASHA) publicou as seguintes directrizes para o rastreio de deficiências auditivas em crianças em idade escolar[16]

1. Rastreio das crianças em idade escolar à entrada na escola e todos os anos no infantário até ao 3º ano, bem como nos 7º e 11º anos.

2. Rastreio de crianças em idade escolar de acordo com a necessidade, requisito ou prescrição. Além disso, as crianças devem ser rastreadas quando entram numa escola especial, quando repetem um ano ou quando entram no sistema escolar sem evidência de rastreio auditivo anterior ou ausência de um rastreio previamente marcado.

3. Os seguintes factores de risco sugerem o rastreio auditivo nos outros anos: dificuldades auditivas ou de aprendizagem, história familiar de surdez, otite média durante pelo menos 3 meses, anomalias craniofaciais, traumatismo craniano, medicamentos ototóxicos, etc.

1.2 Morbilidades otológicas :

As doenças do ouvido podem ser classificadas de acordo com a localização da patologia (ouvido externo, ouvido médio, ouvido interno), o tipo de surdez (bilateral, unilateral, flutuante) ou a idade de início (pré-lingual, pós-lingual).[17,18] É muito importante examinar o padrão das doenças otológicas nas crianças, porque enquanto algumas doenças do ouvido são apenas uma causa de morbilidade, outras conduzem inevitavelmente à surdez. Enquanto algumas doenças, como a perda auditiva neurossensorial ou a inoculação de corpos estranhos, são tratáveis, outras, como a otite média aguda e crónica, são largamente evitáveis.

Fig. 1: Visão geral das causas da perda auditiva evitável[15]

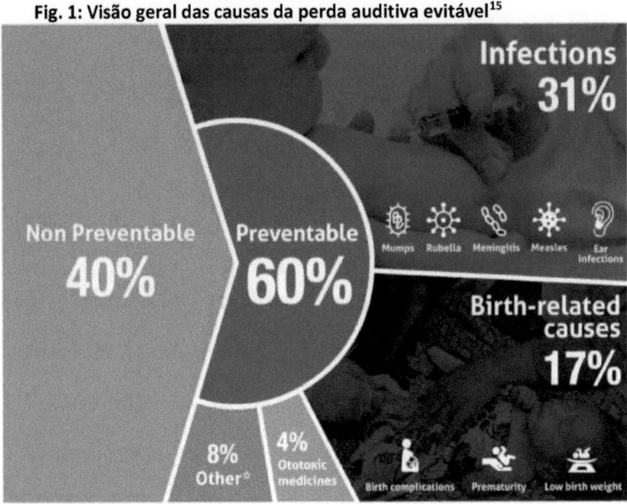

Muitas doenças do ouvido têm origem na infância e passam muitas vezes despercebidas. Estima-se que pelo menos metade de todas as crianças até aos três anos de idade já sofreram de uma infeção do ouvido pelo menos uma vez.[19] Como se trata de uma doença infantil, os sinais e sintomas devem ser acompanhados de perto, e ocorre frequentemente em combinação com outras infecções do trato respiratório superior ou inferior.[20] Uma das principais consequências da otite média é a surdez de condução.[21] Na Índia, o Conselho Indiano de Investigação Médica (ICMR) efectuou um estudo transversal de 13 800 crianças (2010-13). [22]Aggarwal A.K. etal constatou que 14,4% das crianças sofriam de cera no ouvido, a otite média purulenta aguda e crónica e a otite média com efusão representavam 6,5% da morbilidade otológica, as infecções fúngicas 0,3% e os corpos estranhos no ouvido 0,2%. As outras causas de doença otológica, incluindo a perda auditiva neurossensorial, representaram 0,4% da morbilidade otológica nas crianças.[22]

A perda de audição pode ser bilateral (ambos os ouvidos) ou unilateral (apenas um ouvido). Pode ser flutuante, permanente ou temporária. [23]Se todos os graus (ligeiro, moderado, severo, profundo) e tipos (bilateral, unilateral, flutuante) forem tidos em conta, a perda de audição em crianças com idades compreendidas entre os 4 e os 11 anos situa-se entre 5 e 21%, de acordo com Berg AL etal no seu estudo no Bangladesh.

1.3 Efeitos de doenças otológicas não tratadas em crianças :

O desenvolvimento da comunicação e as capacidades comportamentais de uma criança são influenciados pela sua capacidade auditiva. A perda de audição pode também afetar as interacções sociais, o desenvolvimento emocional e o desempenho escolar da criança. As crianças podem ter vários graus de dificuldade em ouvir e compreender os sons ambientais e a fala; têm problemas significativos de audição e compreensão em ambientes ruidosos e com reverberação. As crianças apresentam normalmente atrasos e/ou dificuldades em tarefas que envolvem conceitos linguísticos, atenção e memória auditivas, bem como compreensão da linguagem, linguagem recetiva e expressiva, sintaxe, semântica e desenvolvimento do vocabulário, perceção e produção da linguagem, resultados mais baixos nos testes de desempenho e de QI verbal, uma maior necessidade de educação especial ou de aulas de apoio e uma maior necessidade de apoio organizacional na sala de aula.[24]

As crianças podem referir que se sentem isoladas, excluídas, embaraçadas, zangadas, confusas e impotentes, que se recusam a participar em actividades de grupo e que se comportam de forma retraída ou mal-humorada;

têm piores resultados em termos de maturidade social; têm grandes dificuldades de integração

após os 24 anos

direcções.

Os pais de crianças surdas ou com dificuldades auditivas enfrentam desafios específicos, estão frequentemente expostos a um maior risco de stress, têm despesas mais elevadas e perdem mais dias de trabalho do que os outros pais. O stress pode ser agravado por dificuldades de comunicação com os filhos e por uma maior necessidade de apoio e de recursos financeiros.[25]

Estima-se que 166 milhões de pessoas nos países em desenvolvimento sofram de uma grave falta de serviços de tratamento da perda auditiva.[26] Os problemas otorrinolaringológicos são frequentemente tratados na comunidade sem consultar um médico. Uma multiplicidade de factores, tais como o sexo da criança, o estatuto socioeconómico e a gravidade da doença, determinam frequentemente o padrão de utilização dos serviços no nosso país.

É necessário estimar a extensão de vários distúrbios otológicos em crianças em idade escolar e identificar os vários factores de risco que desempenham um papel no desenvolvimento desses distúrbios. Neste contexto, o presente estudo foi realizado em duas escolas, uma localizada numa área urbana e a outra numa área rural da região de Deli, a capital da Índia. O objetivo era determinar a prevalência de perturbações otológicas comuns em crianças em idade escolar e comparar a frequência destas perturbações em crianças em idade escolar rural e urbana. O estudo visava também identificar os diferentes factores de risco das doenças otológicas e o comportamento dos pais das crianças em idade escolar na procura de cuidados médicos para as doenças do ouvido. Os resultados deste estudo contribuiriam de forma significativa para o desenvolvimento de recomendações destinadas a reduzir o peso destas doenças do ouvido evitáveis e a promover comportamentos saudáveis de utilização dos cuidados de saúde entre as populações dos países em desenvolvimento.

2. REVISÃO DA LITERATURA

"Podemos não ser capazes de preparar o futuro para os nossos filhos, mas podemos pelo menos preparar os nossos filhos para o futuro", citado por Franklin D. Roosevelt.

2.1 Surdez: definição e tipos

De acordo com a definição da OMS, a perda de audição ocorre quando uma pessoa não ouve tão bem como uma pessoa com audição normal - limiares auditivos de 25 dB ou mais em ambos os ouvidos. A perda de audição pode ser ligeira, moderada, severa ou profunda. Pode afetar um ou ambos os ouvidos e dificulta a compreensão de conversas ou ruídos altos.[7] Os diferentes níveis de perda auditiva foram definidos pela OMS.[27]

Tabela 1: Grau de surdez de acordo com a definição da OMS[27]

Grau de Perda de audição	Nível em decibéis	Incapacidade funcional		
0 : nenhum	0-25 dB	Não há problema, basta ouvir os sussurros		
1: Suave/luminoso	26-40 dB	Ouvir/repetir palavras em voz normal a uma distância de 1 metro		
2: Moderado	criança: 31-60 dB Adultos: 41-60 dB	Ouvir/repetir palavras levantando a voz a 1 metro de distância		deficiência perda de audição
3: Sepultura	61-80 dB	Ouvir as palavras chamadas num ouvido melhor		-
4: Profundidade	81dBou mais	Não consegue ouvir/compreender a voz chamada		

A Perda Auditiva Incapacitante (PDA) ocorre quando o limiar auditivo permanente do melhor ouvido é igual ou superior a 31 dB numa criança e igual ou superior a 41 dB num adulto (com mais de 15 anos).[7] Trata-se de uma situação em que as pessoas só conseguem ouvir palavras em voz alta ou gritadas, ou quando nem sequer conseguem ouvir as palavras que estão a ser gritadas. As crianças têm uma deficiência auditiva quando têm dificuldade em ouvir a linguagem falada. O grau de deficiência auditiva é menor nas crianças do que nos adultos, porque as crianças precisam de uma boa audição para poderem falar e ouvir corretamente.[11] A maioria das pessoas com perda auditiva vive em países de baixo e médio rendimento.[7]

Deficiente auditivo" refere-se a pessoas com perda auditiva ligeira a grave. Comunicam geralmente através da linguagem falada e podem beneficiar de aparelhos auditivos, implantes cocleares e outras ajudas, bem como de legendas. As pessoas "surdas" têm geralmente uma perda de audição severa, o que significa que ouvem muito pouco ou nada. Utilizam frequentemente a linguagem gestual para comunicar.[7]

2.2 **Causas da perda de audição :**

Um grande número de patologias pode levar à perda de audição. As perdas auditivas podem ser classificadas de acordo com a localização da patologia (condução, sensibilidade sonora, mista), o tipo de perda auditiva (bilateral, unilateral, flutuante) ou a idade de início (pré-lingual, pós-lingual). A classificação da perda auditiva de acordo com a idade de início é apresentada de seguida. A idade de início da perda auditiva e a sua gravidade determinam o impacto que esta pode ter na vida de uma pessoa.[7,10,17,18,28]

2.2.1 Surdez pré-lingual: desenvolve-se antes da aquisição da linguagem. Pode ser congénita ou desenvolver-se na primeira infância.

   a) A surdez congénita pode ser causada pelos seguintes factores

      i) Surdez genética: mais de 50% da surdez congénita é de origem genética. Estas incluem formas sindrómicas e não sindrómicas de surdez genética. A surdez não-sindrómica pode ser causada por mutações como a do gene da conexina.

ii) Infecções   pré-natais   como   a   rubéola,   o   citomegalovírus   e   o

herpes,

toxoplasmose e sífilis.

iii) irradiação da mãe durante o primeiro trimestre, utilização pré-natal de medicamentos

ototóxicos como os aminoglicosídeos.

iv) Outros factores: deficiências nutricionais, diabetes, alcoolismo materno, etc.

b)   condições de nascimento como :

i)   Nascimento prematuro e baixo peso à nascença [menos de 1500 gramas] ;

ii)   Asfixia durante o parto, anóxia devido a um parto prolongado, prolapso do cordão

umbilical, lesões durante o parto

iii)   Hiperbilirrubinemia

c)   Condições pós-natais :

i)   Utilização de medicamentos ototóxicos na meningite e septicemia neonatais

ii)   Traumatismo craniano, sépsis

iii) Meningite bacteriana ou outras infecções associadas à perda de audição, como a

papeira e o sarampo.

iv) Otite média recorrente ou persistente com efusão durante pelo menos três meses.

2.2.2 Surdez pós-lingual: ocorre após a aquisição da linguagem. A causa deste tipo de perda

auditiva pode ser

a) Cera de ouvido esmagada.

b) Otite média, incluindo otite média purulenta aguda ou crónica e otite média com efusão.

c) Perfuração timpânica pós-traumática, impactação de corpo estranho

d) infecções virais: sarampo, papeira, varicela, gripe.

e) Perda de audição induzida pelo ruído.

f) Utilização de medicamentos ototóxicos.

g) Início tardio da surdez genética.

h) Presbiacusia: perda de audição relacionada com a idade.

i) Outras doenças como as doenças neurodegenerativas, a otosclerose, os tumores e outras.

2.3 Doenças otológicas comuns:

Aqui está uma visão geral das principais causas de perda auditiva:

2.3.1 ***Otite média crónica purulenta (OMCP)***: **A** otite média crónica purulenta (OMCP) é definida como uma inflamação crónica do ouvido médio e da cavidade mastóidea, caracterizada por um corrimento auditivo recorrente devido à perfuração do tímpano. A doença começa normalmente na infância como uma perfuração espontânea do tímpano após uma otite média aguda, conhecida como otite média aguda (OMA), ou após uma forma menos grave de otite média (por exemplo, OMA secretora). A infeção pode ocorrer nos primeiros seis anos de vida da criança, com um pico por volta dos dois anos de idade. Dependendo do tipo de patologia, existem dois tipos: certa e incerta. A perda de audição é uma consequência frequente da OMCS. A perda auditiva é geralmente condutiva e resulta da disfunção do tímpano e/ou dos ossículos.[17,29,30]

2.3.2 ***Otite média aguda (OMA)****: trata-se de uma* inflamação aguda do ouvido médio causada por agentes purulentos. Os factores predisponentes incluem constipações recorrentes, amigdalite, constipações, alergias nasais, tumores da nasofaringe, lábio leporino, etc. A descarga do ouvido ocorre durante um curto período de tempo.[17]

2.3.3 ***Impactação de cerume***: O cerume, vulgarmente conhecido como cera, é frequentemente encontrado na prática clínica. O cerúmen forma-se no canal auditivo e é expelido espontaneamente do ouvido através do processo de migração lateral. No entanto, pode por vezes obstruir ou mesmo bloquear o canal auditivo, levando a uma série de sintomas como dor de ouvido e perda de audição. Pode também causar uma série de outros sintomas, incluindo comichão, dor, perda de audição, zumbidos, tonturas e um risco acrescido de infeção.[31, 32]

2.3.4 ***Otite externa***: trata-se de uma inflamação do canal auditivo. Existem dois tipos: a otite externa aguda localizada (furúnculo) e a otite externa difusa. O furúnculo é uma infeção estafilocócica dos folículos pilosos do canal auditivo. O doente sente dores fortes e sensibilidade. A segunda forma é uma inflamação difusa da pele do canal auditivo, que pode estender-se ao pavilhão auricular e à camada epidérmica do tímpano.[17]

2.3.5 ***Corpos estranhos no ouvido***: vários tipos de corpos estranhos, tanto vivos como não vivos, podem ficar alojados no pavilhão auricular. Tentativas desajeitadas de os remover podem ferir a membrana mucosa e danificar o tímpano ou os ossículos.[17]

2.4 <u>Prevalência de perturbações otológicas</u>

Foram efectuados numerosos estudos em todo o mundo para determinar a prevalência e a proporção de doenças comuns do ouvido que podem levar à perda de audição. Esta secção apresenta uma visão geral destes estudos.

2.4.1 <u>*Cenário global*</u>

A deficiência auditiva está distribuída de forma desigual em todo o mundo. De acordo com dados da OMS de 2013, a prevalência de deficiência auditiva é maior no Sul da Ásia (27%) e menor no Médio Oriente e Norte de África (3%).[8]

[33]Um estudo de base hospitalar na Turquia (2012) foi realizado por Erdivanli O C etal e incluiu 2960 crianças do ensino primário com idades compreendidas entre os 4 e os 15 anos que solicitaram um exame otorrinolaringológico. A otite média com efusão (OME) foi diagnosticada em 292 delas (9,9%). Das 292 crianças com OME, 44,5% eram do sexo feminino e as restantes do sexo masculino. Todas as crianças do grupo de estudo apresentavam gap aéreo-ósseo maior que 15 db no audiograma e timpanograma tipo B. A prevalência da doença em crianças com idade entre 4 e 6 anos foi de 14,7%, e em crianças com idade entre 7 e 9 anos, 14,7%.

[8]Fig. 2: Distribuição desigual de perda auditiva (DHL) no mundo para a população como um todo

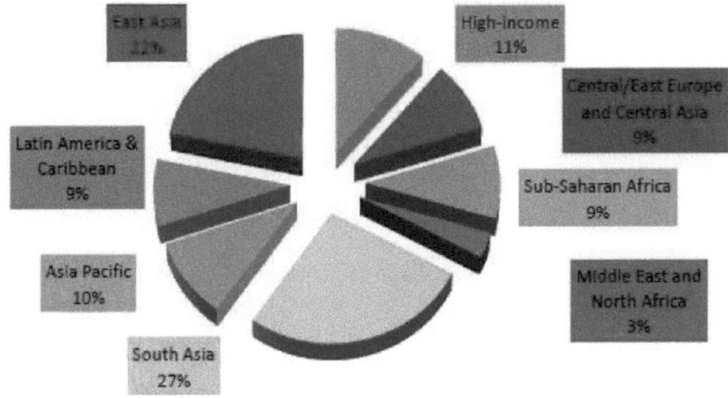

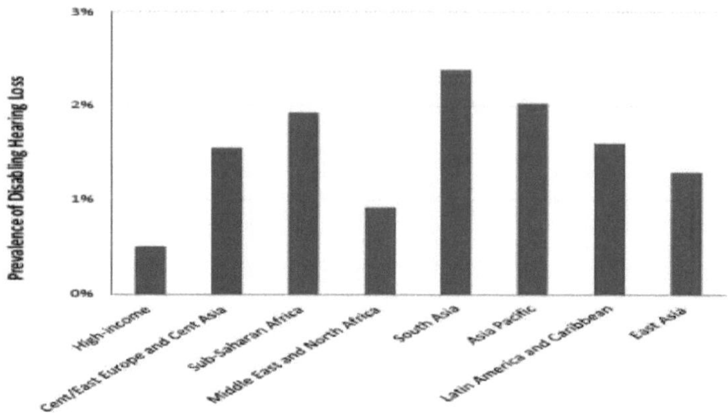

Fig. 3: Prevalência da deficiência auditiva em menores de 15 anos, a nível mundial

Em 2011, foi publicada uma análise de 42 estudos sobre a prevalência de perda auditiva em 29 países. [34]Nesse estudo, Stevens G et al. descobriram que a prevalência de perda auditiva aumentava com a idade e era maior em homens do que em mulheres. A prevalência geral de perda auditiva >35 dB HL em crianças de 5-14 anos de idade foi de 1,4% (95% CI 1,0-2,2%).

A prevalência de perda auditiva >35 dB HL foi de 12,2% (9,7-16,2%) em homens com idade >15 anos e 9,8% (7,7-13,2%) em mulheres com idade >15 anos. A prevalência de perda auditiva >35 dBNA em crianças de 5-14 anos de idade foi maior no Sul da Ásia (2,2%, 1,1-4,7%), África Subsaariana (1,9%, 1,2-3,0%) e região da Ásia-Pacífico (1,8%, 1,2-3,0%). Nas regiões de elevado rendimento, a deficiência auditiva nas crianças foi a mais baixa, com 0,4% (0,3-0,6%). Com base em 26 estudos baseados na população adulta mundial e 12 estudos em crianças, o último estudo GBD (Global Burden of Disease) estima que a deficiência auditiva em adultos é a terceira causa mais comum de incapacidade.[34]

[36]No Paquistão, foi realizado um estudo transversal em 2009 por Waqar-Uddin et al. para comparar a prevalência de otite média crónica purulenta (OMCP) em 831 crianças que frequentavam escolas públicas e 642 crianças que frequentavam escolas públicas na cidade de

Shaidu, no distrito de Nowshera, no Paquistão. Partiu-se do princípio de que os alunos que frequentavam escolas públicas pertenciam a uma classe socioeconómica mais baixa do que as crianças que frequentavam escolas públicas. A prevalência total de doenças do ouvido foi de 12,7% no grupo das escolas públicas e de 7% no grupo das escolas públicas. A prevalência de OMCS foi de 1,80% no grupo das escolas públicas e 1,24% no grupo das escolas privadas, não sendo estatisticamente significativa. Foram comparados vários parâmetros do estatuto socioeconómico, incluindo o rendimento familiar, o número de membros da família, a educação dos pais e o número de divisões da casa. Nenhum dos parâmetros examinados revelou qualquer diferença significativa entre as duas populações.

[37]Em 2008, Pascolini D etal compilaram os estudos epidemiológicos disponíveis sobre lesões auditivas e estabeleceram a seguinte prevalência em diferentes regiões da OMS:

Fig. 4: Prevalência da DHL a nível mundial, estimativas da OMS 201135

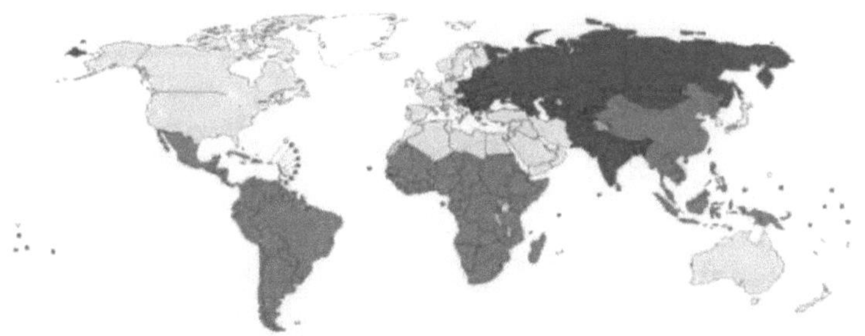

Quadro 2: Intervalo de prevalência da DHL nas regiões da OMS37

Região da OMS	Intervalo de prevalência da deficiência auditiva[37, 10]
Região de África	0,5% na África do Sul a 6,85% em Madagáscar
América do Norte e do Sul	0,11% nos Estados Unidos a 6,8% no Brasil.
Região europeia	0,2% na Dinamarca a 4,9% na Finlândia

Pacífico Ocidental	4,5% na China e 13,4% na Austrália.
Região do Sudeste Asiático	4,2% na Indonésia e 16,6% no Nepal.

[38]Um estudo realizado por Westerberg BD etal entre a população do Uganda em 2008 revelou que 10,2% das crianças tinham uma deficiência auditiva incapacitante. [38]De acordo com este estudo, as causas corrigíveis, tais como perfurações secas, inoculação de cerúmen e otite média crónica purulenta, eram responsáveis pela perda de audição em 41% das crianças.

[10]Em 2007, a OMS realizou um inquérito na região do Sudeste Asiático (SEAR): "Análise da situação e atualização sobre surdez, perda auditiva e programas de intervenção". A prevalência de perda auditiva na população em geral variava entre 4,2% na Indonésia, 9% no Sri Lanka e 6% na Índia. Com base nesses números, há mais de 100 milhões de pessoas na região que sofrem de surdez e deficiência auditiva. No Bangladesh, Índia, Indonésia e Nepal, há uma proporção de 1:1 de homens para mulheres que sofrem de perda auditiva na idade adulta. As doenças do ouvido incluem a cera do ouvido, que é a mais comum. Outras doenças comuns são a otite média crónica purulenta (OMCS) e a otite média crónica não purulenta (OMCN). Na Índia, a prevalência de cerúmen foi de 18,7%, OMCS 5,4%, surdez congénita 0,2%, perfuração pós-traumática 0,6% e otite média crónica não supurativa 3,8%. Mais de 10% da população na Índia e 4,1% na Indonésia sofriam de presbiacusia. A prevalência estimada da surdez infantil foi de 5%, 2% e 4% no Bangladesh, na Índia e na Indonésia, respetivamente.[10]

" Quadro 3: Prevalência de doenças comuns do ouvido em alguns países da SEAR em geral

População

Morbilidade otológica	Bangladesh	Índia	Indonésia	Myanmar
Cera batida	3%	18.7%	13%	2.65%
CSOM	4.5%	5.4%	3.6%	1.3%
Cr. NSOM	0.08%	3.8%	0.27%	0.2%

Congénita	0.038%	0.2%	0.11%	0.11%
Perfuração pós-traumática	Não disponível	0.6%	2.7%	0.22%

[39]Em 2007, Khabori M A etal publicaram um estudo baseado num inquérito realizado em 1996 para determinar a extensão e as causas da deficiência auditiva e das doenças do ouvido em Omã. Em 2002, os autores examinaram os dados de um estudo de prevalência baseado na comunidade para avaliar o papel do cerúmen. A prevalência global de cerúmen foi de 11,7%. A prevalência de cerume foi significativamente mais elevada nas mulheres do que nos homens [RR = 1,22 (95% CI 1,10-1,35)]. A prevalência de cerume impactado em crianças com menos de 5 anos de idade foi de 11,7% e de 56,2% em crianças com idades compreendidas entre os 5 e os 18 anos. Eles concluíram que cera de ouvido é uma barreira para pesquisas auditivas e que os países devem planejar a inclusão de cera de ouvido em pesquisas auditivas.

[40]Em 2001, Godinho et al. realizaram um inquérito transversal no Brasil para estudar a epidemiologia das anomalias do ouvido em 1119 crianças e adolescentes. A pesquisa abrangeu uma população de 486.166 alunos do ensino fundamental e médio com idades entre 6 e 18 anos, matriculados em uma das 521 escolas públicas e públicas de uma cidade no sul do Brasil. Mais de 1.000 deles foram selecionados aleatoriamente para a pesquisa. A prevalência de otite média crônica foi de 0,94%. O cerume impactado foi observado em 12,3% dos alunos. A prevalência de anormalidades (sem cerume) ao exame otoscópico foi de 10,5%.

[41]Olusanya et al. efectuaram um estudo na Nigéria em 2000 para examinar o perfil auditivo de 361 crianças em idade escolar com idades compreendidas entre os 4 e os 10 anos em Lagos. Destas, 5,8% tinham uma deficiência auditiva ligeira, 0,6% uma deficiência auditiva moderada e 0,3% uma deficiência auditiva grave. O cerúmen impactado foi encontrado em 52,7% das crianças. Uma anomalia do tímpano estava presente em 40% das crianças examinadas, enquanto

a otite média com efusão foi diagnosticada em 18,7%.

[42]Minja et al realizaram um estudo (1996) entre crianças de escolas primárias urbanas e rurais na Tanzânia para determinar a prevalência de otite média purulenta, perda auditiva neurossensorial e inoculação de cerume. O grupo de estudo era constituído por 802 crianças, 127 de escolas rurais e 675 de escolas urbanas. Todas as crianças foram examinadas nas suas respectivas escolas utilizando um otoscópio pneumático ou uma lanterna de cabeça. Um total de 19% das crianças tinha problemas no ouvido externo e na membrana timpânica. Um total de 15,7% das crianças apresentava inoculação de cerume. A inoculação de cerume foi mais elevada nas crianças das escolas rurais (20,5%) do que nas crianças das escolas urbanas (14,8%). A mesma tendência foi observada para a otite média crónica, que afectou 9,5% das crianças rurais e apenas 1,3% das crianças urbanas. Isso foi atribuído ao fato de que os escolares urbanos têm acesso a melhores cuidados médicos, o que facilita a deteção e o tratamento precoces. A prevalência de otite média secretora, corpos estranhos no ouvido e otite média foi muito baixa.

Em 1996, Chayarpham et al. efectuaram um estudo de rastreio escolar na Tailândia.[43] Mais de 2.000 crianças que frequentavam uma escola primária no município de Hat Yai, no sul da Tailândia, foram incluídas no estudo. As crianças foram submetidas a exame otoscópico, timpanometria utilizando um timpanómetro portátil e audiometria de rastreio para detetar doenças do ouvido e perda auditiva. 754 crianças falharam no primeiro teste e 728 foram novamente testadas. 243 crianças foram encaminhadas para um exame otorrinolaringológico completo e uma audiometria/timpanometria. Foi detectada uma forma de doença do ouvido médio em 3,25% das crianças. Destas, 1,74% tinham otite média crónica, 1,14% tinham otite média com efusão e 0,69% tinham otite média aguda. No âmbito do estudo, as crianças em causa foram também questionadas sobre possíveis factores de risco para o desenvolvimento de doenças do ouvido médio, tais como a idade, o sexo, o tabagismo dos pais, o estatuto social, etc. Não foi encontrada qualquer associação significativa. Não foi estabelecida uma relação significativa entre nenhum dos factores de risco e as doenças do ouvido médio observadas.

2.4.2 *Cenário indiano*

A prevalência das doenças, nomeadamente das doenças transmissíveis, varia consideravelmente entre as zonas urbanas e rurais. De acordo com o censo indiano de 2011, 68,84% da população total da Índia pertence à população rural e o restante à população urbana. [1244]Uma unidade urbana é definida como :

a) Todas as localidades com um município, uma comunidade, um conselho cantonal ou um comité de distrito urbano registado, etc.

b)) Todos os outros locais que satisfaçam os seguintes critérios:

i) Uma população mínima de 5.000 habitantes

ii) pelo menos 75 por cento da população masculina ativa em actividades não agrícolas, e

iii) Uma densidade populacional de, pelo menos, 400 habitantes por quilómetro quadrado.

O resto da população, que não faz parte da população urbana, pertence à população rural. De acordo com o recenseamento, as zonas rurais constituem a área habitada mais pequena e seguem geralmente os limites de uma aldeia fiscal reconhecida pela administração distrital normal. A aldeia fiscal tem limites claramente definidos e cada aldeia é uma unidade administrativa distinta com contas de aldeia separadas. Pode incluir uma ou mais aldeias. Em Deli, 97,5% da população vive em zonas urbanas e os restantes 2,5% em zonas rurais.[44]

[22]Aggarwal A K etal conduziu um projeto ICMR de 2010 a 2013 intitulado "Profile of hearing morbidity and identification of barriers and challenges for access to ear and hearing care services in children in urban and rural areas of Delhi" (Perfil de morbidade auditiva e identificação de barreiras e desafios para o acesso a serviços de cuidados auditivos em crianças em áreas urbanas e rurais de Deli). Os autores descobriram que 14,4% das crianças sofriam de cerúmen, 3,2% de

OMCS, 2,8% de orelhas de abano, 0,5% de OMA, 0,3% de otomicose, 0,2% de corpos estranhos no ouvido e 0,1% de PASN. Uma análise mais aprofundada revelou que 34% de todas as crianças examinadas apresentavam morbilidade do ouvido em áreas rurais, 38,5% em bairros degradados urbanos e 27,6% em áreas urbanas.

[45]Rathore P.K. et al. efectuaram um estudo intitulado "Ear abuse in school children" (2006) em 250 crianças em idade escolar. O abuso físico na face foi relatado por 18,4% deles. 72,4% das crianças do sexo masculino tinham perda auditiva ligeira, em comparação com 27,6% das crianças do sexo feminino. 69,7% das crianças do sexo masculino tinham perda auditiva moderada, em comparação com 30,3% das crianças do sexo feminino. As crianças com deficiência auditiva grave frequentavam uma escola especial ou abandonaram a escola. Todos os casos pertenciam a uma classe socioeconómica mais baixa, de acordo com a classificação de Kuppuswami. O estudo mostra claramente que é necessário um programa abrangente para estas crianças e que deve ser dada a devida importância à utilização incorrecta do ouvido no desenvolvimento de perturbações auditivas.

[46]Em 2005, foi realizado outro estudo transversal por Bandhopadhyay R et al. em 627 crianças do ensino primário (145 rurais e 482 urbanas) para comparar a morbilidade geral do ouvido num bairro de lata urbano em Calcutá e numa zona rural em Hooghly. Verificou-se que 20% dos estudantes rurais e 12,6% dos estudantes urbanos apresentavam patologia do ouvido médio. A presença de cera no canal auditivo foi observada em 35,86% da população rural e em 30,70% da população urbana. A exposição ao fumo, a natação em lagos abertos e a sobrelotação são alguns dos factores que predispõem a doenças do ouvido, como a otite média crónica purulenta e a otite média serosa.

[47]Em 2003, o departamento de otorrinolaringologia da KG Medical University, Lucknow, realizou um estudo multicluster (inquérito) entre as populações rurais e urbanas do distrito de Lucknow para determinar a prevalência e as causas da perda de audição na população. [47]Mishra

A etal constatou que a prevalência da perda auditiva era de

20 deficiência nas áreas rurais é de 15,14% em comparação com 5,9% na população urbana. O estudo mostra uma diferença na prevalência da deficiência auditiva entre as populações rural e urbana. A presença de DDI foi encontrada em 1/2 dos indivíduos urbanos e 1/3 da população rural. A presença de cerúmen/depósitos foi muito frequente em ambas as populações e a necessidade de intervenção cirúrgica foi muito mais frequente na população rural, indicando doença auditiva avançada/perigosa. 5,4% das crianças com menos de 10 anos de idade tinham uma perda auditiva incapacitante. A prevalência de perda auditiva em crianças com menos de 10 anos foi também muito menor nas zonas urbanas do que nas zonas rurais (1,2% e 5,4%, respetivamente). A causa reversível mais comum de perda auditiva foi a presença de cera/depósitos (+ fungos) em ambos os ouvidos (2,1% nas zonas rurais e urbanas), seguida de otite média crónica purulenta em ambos os ouvidos (1,1% nas zonas rurais contra 0,5% nas zonas urbanas) e perfuração seca do tímpano em ambos os ouvidos (0,8% nas zonas rurais contra 0,4% nas zonas urbanas). A necessidade de tratamento medicamentoso, principalmente sob a forma de gotas auriculares de cera ou preparações antibióticas (tópicas/sistémicas) com ou sem gotas auriculares antimicóticas, foi observada em 10,1% da população rural e em 6,4% da população urbana.

[48]Para ilustrar que a deficiência auditiva e a otite média são um problema de saúde significativo em crianças do ensino primário, Jacob et al. efectuaram um estudo piloto em 1997 no distrito de North Arcot de Tamil Nadu, na Índia. Avaliaram a prevalência de lesões auditivas e de otite média em 284 crianças de escolas primárias rurais. A otite média crónica purulenta foi a causa mais comum de perda auditiva condutiva. A doença tubo-timpânica foi diagnosticada em 5,3% e outros 2,5% tinham doença attico-antral. O cerume foi detectado em 29,8% das crianças. 42,3% das crianças com cerume apresentavam uma perda auditiva ligeira que desapareceu após a remoção do cerume. A otite média com efusão foi a forma mais comum de patologia do ouvido médio e foi encontrada em 9,9% das crianças. De forma notável, a maioria das crianças com otite média tinha uma infeção de otite média.

Os meios com efusão tinham uma história de infecções recorrentes do trato respiratório superior. Os resultados mostraram que mais de 90% das crianças diagnosticadas com deficiência auditiva tinham doença do ouvido médio, enquanto apenas 53,4% das crianças com doença do ouvido médio também tinham deficiência auditiva. Os testes audiométricos revelaram que das 34 (11,9%) crianças, 31 tinham perda auditiva condutiva e 3 tinham perda auditiva neurossensorial. Menos de 5% destas crianças apresentavam problemas relacionados com a perda auditiva.

Tabela 4: Prevalência de doenças otológicas a nível mundial, por ordem cronológica

Primeiro autor	Ano	Grupo etário	Localização	Prevalência
Hatcher e outros[49]	1995	5-21	O Quénia nos subúrbios	CSOM 1.1 FB 0,9
Minja e outros[42]	1996	5-12	Tanzânia rural	Cera 20,5 CSOM 9.5
			Tanzânia urbana	Cera 14.4 CSOM 1.3
Chayarpham e todos[43]	1996	5-12	Tailândia	OM 3.25 CSOM 1,74%. ASOM 0,69%.
Jacob e outros[48]	1997	6-10	TamilNadu Índia	CSOM 7.8 Cera 29,8 OME 9.9
Olsunya e outros[41]	2000	4-10	Nigéria	OM 40% Cera 52
Godinho e outros[40]	2001	6-18	Brasil Urbano	CSOM 0,94%. Cera 12.4
Rao e outros[50]	2002	4-10	Sul rural Índia	Cera 86 CSOM 4.5
Zakzouk e outros[51]	2002	0-12	Arábia Saudita	ASOM 1,05%. OM 20.5
Ologe e outros[52]	2003	5-18	Nigéria rural	6% CSOM
			Nigéria urbana	CSOM 0
Okur e outros[53]	2003	6-16	Turquia urbana e suburbana	OME 6.5
Al khabori e outros[39]	2007	5-12	Omã	Cera 11,7
Akinpelu e outros[54]	2007	1-16	Nigéria	CSOM 34 ASOM 7% Cera 5.9
				FB 5.3 OE 0.9

Adhikari et al[55]	2008	5-12	Nepal urbano	Cera 60,6 CSOM 5.7 ASOM 1.4 OE 1 FB 0,4
Adhikari et al[56]	2009	5-13	Nepal rural	cera 62% CSOM 7,2% OE 1,4% FB 1,2
Williams e outros[57]	2009	4-12	Austrália	OM 42%. CSOM 1.7
Sophia e outros[58]	2010	3-6	Índia rural	Cera 28,5% OM 8,6% ASOM 1,5 CSOM 1.3
Auinger e outros[59]	2011	0-6	ESTADOS UNIDOS	OM 68.2
Rijal e outros[60]	2011	0-12	Nepal	Cera 40,2 ASOM 24.3 CSOM 17,7 OE 7.5 FB 2,3
Ozkiris e outros[61]	2012	7-13	Turquia	Cera 8,17% OM com perfuração da MT 3,37
Chadha e outros[62]	2013	5-12	Índia	Cera 7,93%. CSOM 4,79%. ASOM 0,65%. FB 0,34%.

2.5 <u>FACTORES DE RISCO :</u>

2.5.1 <u>Factores de risco sociodemográficos</u>

Vários factores sociodemográficos, como o sexo, o nível de educação do cuidador, a classe socioeconómica, a estrutura familiar, etc., podem atuar como factores de risco para doenças otológicas comuns de etiologia infecciosa. Esta secção examina os estudos realizados sobre este assunto.

i.   Género :

[63]Absalan A etal realizou um estudo em 2010-2011 intitulado "A prevalence study of hearing loss in primary school children in south-eastern Iran" (Estudo de prevalência da perda auditiva em crianças do ensino primário no sudeste do Irão). Neste estudo analítico descritivo transversal, 1500 crianças do ensino primário foram avaliadas quanto à perda auditiva. As amostras foram seleccionadas através de um procedimento de amostragem em várias fases. A análise estatística mostrou uma correlação significativa entre a idade e a prevalência de disfunção do ouvido médio. A perda auditiva condutiva foi de 8,8% e 7,1% no sexo masculino e feminino, respetivamente. Além disso, 1% dos alunos do sexo masculino e 0,7% dos alunos do sexo feminino apresentavam perda auditiva neurossensorial. Os resultados mostraram que 20,2% dos alunos da escola primária de Zahedan necessitaram de tratamento médico para os seus problemas.

[64]Shaheen M M etal realizaram um estudo transversal em 2012 em cinco escolas primárias rurais seleccionadas aleatoriamente no Bangladesh em 2008. A amostra total do estudo de 1.468 crianças em idade escolar foi submetida a exames clínicos e otoscópicos por médicos otorrinolaringologistas, e os seus pais foram entrevistados sobre as suas condições socioeconómicas, educação, práticas de saúde e crenças em relação à OMCS, estado de vacinação e outras questões relacionadas. Foram detectados casos de OMCS em um total de 77 crianças (5,2%). As raparigas (5,7%) foram mais frequentemente afectadas do que os rapazes (4,7%).

ii.   o nível de educação dos membros da família :

[65]Em 2014, Taneja M K etal descobriu no seu artigo intitulado "Deafness, a social stigma: Arztperspektive" que a prevalência de perda auditiva em crianças está inversamente relacionada com o nível de educação dos pais.

[66]Em 2013, Yiengprugsawan V et al. descobriram no seu estudo "Ear infections and associated

risk factors, co-morbidity and health service use in Australian children" que ter um pai que completou a escola na classe 9 ou inferior era um fator de risco para infecções do ouvido em crianças com idades entre 4-11 anos.

[64]Shaheen M M et al concluíram, no seu estudo de 2012 realizado no Bangladesh, que as OMCS eram mais

mais frequentemente (7,4%) entre os filhos de mães analfabetas do que entre os filhos de mães instruídas.

[35]As estimativas da OMS de 2011 indicam que a prevalência da deficiência auditiva diminui à medida que a taxa média de literacia dos pais aumenta .

Figura 5: Prevalência regional de DCL em crianças em relação à taxa média de literacia dos pais[35]

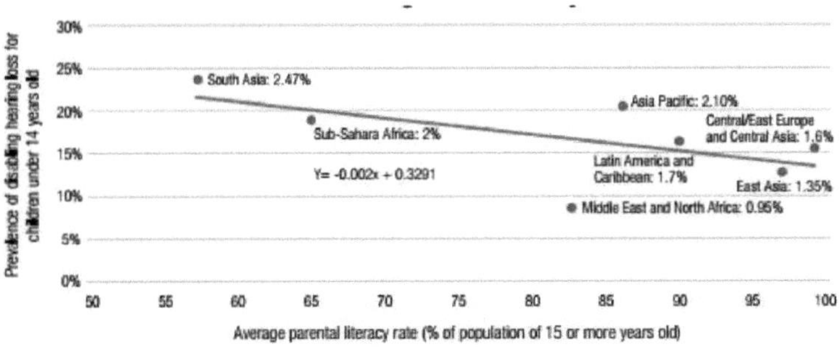
Prevalence of disabling hearing loss for children under 14 years old
30%
25%
20%
15%
10%
5%
0%
South Asia: 2.47%
Asia Pacific: 2.10%
Central/East Europe and Central Asia: 1,6%
Sub-Sahara Africa: 2%
Latin America and Caribbean: 1.7%
Y= -0.002x + 0.3291
East Asia: 1.35%
Middle East and North Africa: 0.95%
50
55
60
65
70
75
80
85
90
95
100
Average parental literacy rate (% of population of 15 or more years old)

iii. Classe socioeconómica :

[64]Em 2012, Shaheen M M et al concluíram que dos 1468 participantes do estudo, 77 tinham OMCS. A maioria dos 1468 estudantes (52,3%) pertencia ao grupo de baixo rendimento (50.000 euros/ano). 63,6% dos estudantes com OMCS pertenciam ao grupo de baixo rendimento.

[67]Em 2012, Kiris et al. verificaram, no seu estudo com crianças em idade escolar em Tukey, que a prevalência de otite média era significativamente mais elevada na escola localizada na área socioeconomicamente desfavorecida (12,44%) do que na escola pública onde se pensava que as

crianças pertenciam à classe socioeconómica (8,56%).

[68]Num outro estudo transversal realizado em 2010 por Czechowicz et al. em 335 crianças peruanas em idade escolar, as crianças de grupos com baixos rendimentos tinham quatro a sete vezes mais probabilidades de sofrer de perda auditiva do que as crianças de países com rendimentos mais elevados.

[69]Em 2007, Lasisi A O et al descobriram no seu estudo intitulado "Socio-economic status and hearing impairment in purulent chronic otitis media in Nigeria" (Estatuto socioeconómico e deficiência auditiva na otite média crónica purulenta na Nigéria) que, de todos os doentes com deficiência auditiva, 69% pertenciam à classe social mais baixa. A análise dos dados revelou uma correlação significativa entre o estatuto socioeconómico e a deficiência auditiva, não tendo sido encontrada qualquer correlação com a infeção do trato respiratório superior ou a idade do surto.

[50]Em 2002, Rao et al. verificaram, no seu estudo com crianças que viviam em zonas rurais no sul da Índia, que a prevalência de morbilidades otológicas era mais elevada em crianças de meios socioeconómicos mais baixos e em crianças nascidas de casamentos consanguíneos.

iv.   Tipo de família :

A família é definida como um grupo de pessoas que vivem juntas por laços de sangue, casamento ou adoção e partilham a mesma cozinha. Consoante a composição da família, distingue-se a família nuclear, a família comum e a família de três gerações.[70] Neste estudo, por razões de simplicidade, a família comum e a família de três gerações foram agrupadas numa família comum.

[67]Kiris M et al. verificaram no seu estudo de 2012 que a prevalência de infecções do ouvido era

significativamente mais elevada nas famílias numerosas (4-6 membros e mais de 7 membros).

[71]Num estudo prospetivo realizado em 2009 por Srikanth S et al. , o autor concluiu que os prestadores de cuidados de crianças de famílias nucleares estavam menos conscientes do facto de as vacinas poderem reduzir a frequência das infecções do ouvido nas crianças.

v. Limpeza da casa e do bairro:

[64]Em 2012, Shaheen M M et al. efectuaram um estudo sobre crianças em escolas primárias rurais. A maioria (84%) da população estudada utilizava instalações sanitárias seguras (laje fechada, latrina sanitária isolada) e tomava banho em água limpa de poço (83,6%). Apenas algumas crianças (15,4%) tomavam banho em lagos, canais ou rios. A prevalência de OMCS foi mais elevada neste último grupo (9,3%) do que entre os utilizadores de poços tubulares (4,5%).

[72]Em 2010, Baille R et al. descobriram, no seu estudo intitulado "Exploring cross sectional associations between common childhood illenesses, housing and social conditions in remote Australian aboriginal community" (Explorando associações transversais entre doenças infantis comuns, condições de habitação e sociais numa comunidade aborígene australiana remota), que as más condições de habitação e de cama estavam associadas a um aumento das infecções do ouvido. (OU 2,25;95% CI 1,26-3,99)

[73]Num estudo realizado em 2001 por Upadhyay S K et al. e intitulado "Community oriented research programme for prevention of deafness with special stress on children- a preliminary report", verificou-se que as aldeias habitadas por pessoas pobres, onde muitos membros da família estão amontoados numa ou duas divisões sem ventilação ou casas de banho adequadas, constituem um fator de risco que predispõe a doenças do ouvido. Os animais de estimação também partilham o espaço e as crianças mais novas estão à mercê dos seus irmãos e irmãs mais

velhos. Todos estes factores combinados tornam as crianças presas fáceis de infecções.

[71]No estudo de Sreekanth S et al. , a maioria dos prestadores de cuidados considerou que nadar em lagos com a cabeça submersa e a falta de higiene poderiam promover a otite média. No entanto, menos de metade dos prestadores de cuidados considerou que a subnutrição (42,7%) e a sobrelotação (34,7%) poderiam promover a otite média.

2.5.2 **Factores de risco biológicos** *:*

Vários factores biológicos, tais como o aleitamento materno exclusivo, o estado vacinal da criança, os maus tratos anteriores ao ouvido, etc., podem determinar a prevalência de causas infecciosas de doenças otológicas. A importância do impacto destes factores é analisada a seguir.

i. *Aleitamento materno exclusivo durante os primeiros 6 meses de vida*:

[65]Em 2014, Taneja MK descobriu que a asfixia do nascimento, a hiperbilirrubinemia, a neuropatia auditiva e a poluição sonora são factores de risco para a morbilidade otológica. O aleitamento materno protege contra a iterícia (hiperbilirrubinemia). A prematuridade, o baixo peso à nascença, a asfixia, a infeção TORCH, a ingestão de sangue durante a cesariana, a policitemia, o clampeamento tardio do cordão umbilical, a septicemia materna e a diabetes agravam a morbilidade otológica e as perturbações neurológicas.

[66]Em 2013, Yiengprugsawan V et al. descobriram no seu estudo que a prevalência de infecções do ouvido relatadas pelos pais era de 7,9% (394) em crianças de 4-5 anos e de 3,3% (139) nas de 10-11 anos. Os factores de risco associados às infecções do ouvido incluíam ser uma criança aborígene não amamentada, uma mãe ou pai que fumava pelo menos uma vez por dia, e. Entre as crianças amamentadas exclusivamente durante 6 meses, a prevalência de infecções do ouvido foi menor (7,3%) do que entre as crianças não amamentadas (8,7%).

[68]Outro estudo transversal realizado em 2010 por Czechowicz et al. identificou iterícia neonatal,

convulsões, internamentos hospitalares, otite média recorrente, otorreia prévia, história familiar de surdez com menos de 35 anos, crianças não amamentadas, anomalias timpânicas, inoculação de cerúmen e disfunção da trompa de Eustáquio como potenciais factores de risco em 335 crianças em idade escolar.

ii. História de bofetadas ou traumatismo craniano:

[74]Em 2013, Mukherjee S S et al. descobriram, no seu estudo intitulado "Prevalência de deficiência auditiva em crianças de alto risco de um meio socioeconómico médio com cerca de um ano de idade e a sua correlação com factores de risco", que o traumatismo craniano resultou em deficiência auditiva em 1,15% das crianças, lábio leporino em 8% das crianças e asfixia de nascimento em 23%.

[45]Rathore P K et al. referiram (2006) que 18,4% dos alunos tinham sofrido maus tratos físicos no rosto. 72,4% das crianças do sexo masculino tinham uma deficiência auditiva ligeira, em comparação com 27,6% das crianças do sexo feminino. 69,7% das crianças do sexo masculino tinham uma deficiência auditiva moderada, em comparação com 30,3% das crianças do sexo feminino. Todas as

21,4% das crianças que sofriam de infecções do ouvido queixavam-se de um corrimento auditivo.

iii. História da imunização :

[64]No estudo realizado por Shaheen M M etal (2012), verificou-se que 60,2% dos alunos não tinham qualquer problema de ouvido clinicamente detetável. O fato de que a maioria dos alunos (93,3%) estava no Programa Expandido de Imunização (EPI) foi citado como um fator de proteção. A cera (26,4%) e a otite média com efusão (OME) (9,8%) foram as outras formas mais comuns de doenças do ouvido encontradas nessas crianças.

[75]Bansal R. descobriu no seu artigo, "Hearing loss in rural population: the etiology", (1998) que a baixa cobertura vacinal entre as crianças aumenta a prevalência da perda auditiva. 3,62% dos

casos de doenças otológicas que levam à perda auditiva foram vacinados de forma incompleta.

iv. *Coryza :*

[73]Num estudo realizado em 2001 por Upadhyay S R et al. entre crianças do norte da Índia, verificou-se que se observava uma elevada prevalência de OM durante os meses de inverno (dezembro a fevereiro), devido a infecções frequentes do trato respiratório superior que não eram tratadas ou eram apenas parcialmente tratadas.

[48]Jacob et al. salientaram em 1997 que a maioria das crianças que sofrem de otite média com efusão têm uma história de infecções recorrentes do trato respiratório superior.

[75]Bansal R et al. concluíram, no seu estudo de 1998, que um maior número de partos em casa aumentava a prevalência de deficiência auditiva nas crianças. A asfixia ao nascer foi relatada em 6,3% dos casos de deficiência auditiva. Por conseguinte, o parto domiciliário também é considerado um fator de risco para doenças do ouvido, mas a sua discussão como fator de risco está para além do âmbito deste estudo.

2.6 Comportamento na procura de cuidados de saúde para doenças do ouvido

i. *Práticas de limpeza dos ouvidos :*

[64]Em 2012, o estudo de Shaheen M M etal concluiu que 43,2% não tinham o hábito de limpar as orelhas, 36,6% limpavam-nas com penas ou paus de madeira e vegetais. [71]Tal como Srikanth S etal constatou em 2009, a maioria dos pais tinha tendência para limpar as orelhas dos seus filhos (99,7%).

ii. *Método de limpeza das orelhas :*

[22]De acordo com Aggarwal A K et al , (2013), 65,6% utilizaram paus para limpar os ouvidos e 15% utilizaram óleo de mostarda quente/frio sozinho ou em combinação com gotas para os ouvidos, alho, etc. 7,2% utilizaram peróxido de hidrogénio, água quente e algodão. 4,4%

utilizaram gotas para os ouvidos para limpar os ouvidos e os restantes preferiram ir ao médico para limpar os ouvidos.

[71]Em 2009, Srikanth S et al. verificaram que mais de 2/3 dos doentes utilizavam cotonetes e toalhetes. A frequência de limpeza era geralmente de uma vez por semana (56,8%). 67% usavam remédios caseiros para problemas de ouvido. Os remédios caseiros mais utilizados pelos pais foram o óleo de coco (33,1%), os extractos de plantas (15,4%) e a água salgada (10%). Os pais com um NSE mais elevado tinham maior probabilidade de limpar os ouvidos dos seus filhos pelo menos uma vez por semana do que os pais com um NSE mais baixo.

[76]Biswas A C et al descobriram (2005) que 5,78% das pessoas usam cotonetes para limpar os ouvidos, enquanto a maioria usa materiais não higiénicos como fósforos, panos com paus e penas de galinha.

iii. Procura-se um prestador de cuidados de saúde para problemas de ouvido:

[77]Em 2014, Benova L etal realizaram um inquérito transversal à população inglesa com 50 anos ou mais. Com base em problemas auditivos auto-relatados, examinaram a relação entre a posição socioeconómica [SEP] e o comportamento de procura de cuidados de saúde ao longo das seis etapas que levam à compra e utilização de aparelhos auditivos. Dos que referiram problemas auditivos, 46,1% tinham discutido o problema com um profissional de saúde. Deste grupo, 73,0% foram encaminhados para um otorrinolaringologista.

especialistas e a 55,9% foi recomendado um aparelho auditivo. Dos que receberam a recomendação de um aparelho auditivo, 89,6% afirmaram possuir um. Dos que possuíam um aparelho auditivo, 73,1% afirmaram que o utilizavam.

[22]Nos resultados do projeto ICMR (2013) de Aggarwal A K et al. , verificou-se que, de 200 pais cujos filhos estavam doentes, 89% consultaram um médico e os restantes 11% recusaram-se a procurar tratamento junto de um profissional de saúde para o problema de ouvido/ouvido.

O padrão de procura de tratamento mostrou que 45,5% dos pais consultaram otorrinolaringologistas para problemas de ouvido, seguidos por 28% que consultaram o seu médico de família e 18% que levaram os seus filhos ao centro de saúde. Poucos pais procuraram tratamento junto de ayurvedistas, homeopatas, charlatães, daï, etc.

[64]Em 2012, Shaheen M. M. et al. constataram que a maioria das crianças (91%) procurava primeiros socorros médicos junto de charlatães (geralmente médicos de aldeia) na sua própria localidade. Apenas algumas (12,3%) recorreram a médicos qualificados.

[71]Srikanth S et al. constataram que (2009) as práticas de tratamento na comunidade eram mais ou menos uniformes, com a maioria dos prestadores de cuidados a ignorar as dores de ouvido (26,4%) ou a tratá-las com remédios caseiros (67,2%). Poucos (6,4%) foram ao hospital ou ao médico local quando o seu filho tinha uma dor de ouvido. O corrimento auricular parece ter sido tratado de forma mais séria do que as infecções auriculares, com até 50% dos prestadores de cuidados a levarem os seus filhos ao hospital devido a este sintoma, em comparação com 6,4% no caso das infecções auriculares. Os pais de estatuto social mais elevado eram mais susceptíveis de utilizar remédios caseiros do que os pais de estatuto social mais baixo.

[31]Guest et al. concluíram no seu estudo de 2004 que nem todos os doentes que sofrem de doenças do ouvido consultam o médico por causa da cera. Aproximadamente 39,3 em cada 1000 pacientes da população em geral consultam o seu médico de família por problemas relacionados com a congestão do cerume.

[78]Omondi D et al concluíram (2007) que os pais raramente procuravam ajuda para os seus filhos com deficiência auditiva. Dos 27,3% que solicitaram um teste auditivo, 9,1% receberam aconselhamento sobre perda auditiva e 12,1% receberam medicação, um (3%) foi encaminhado para um teste audiológico e nenhum usou um aparelho auditivo. A maioria (85%) dos pais preferiu os estabelecimentos de saúde públicos, enquanto 9,1% foram a estabelecimentos de saúde informais. Os restantes preferiram clínicas privadas.

[79]Um estudo efectuado no Nepal em 2005 por Sreerama R CT etal revelou que as farmácias eram o local mais frequente onde se procurava ajuda em caso de doença infantil. Concluiu que um grande número de mães não procurava cuidados adequados e rápidos para os seus filhos doentes.

[76]Biswas A C et al observaram um padrão de procura de tratamento no seu estudo (2005). 10,71% dos casos não receberam qualquer tratamento, os restantes 89,29% foram tratados. 25% procuraram aconselhamento junto de um médico de nível primário (médico MBBS) ou de um hospital alopático e 7,14%, 35,71%, 10,71% e 10,71% obtiveram-no junto de "kabiraj", charlatães, médicos homeopatas e vendedores de farmácia, respetivamente.

[80]Em 2003, Jimba M et al realizaram um estudo numa zona remota do centro do Nepal. Foram seleccionados aleatoriamente 425 agregados familiares. Foi utilizado um questionário semi-estruturado para recolher informações sobre variáveis demográficas, membros do agregado familiar e comportamento de utilização dos serviços de saúde. O estudo revelou que cerca de 50% dos agregados familiares são afectados anualmente pela doença do ouvido. Dos 213 agregados familiares onde a doença ocorreu, 69% procuraram cuidados médicos, enquanto 31% ficaram em casa e utilizaram apenas os cuidados domiciliários. A percentagem de pessoas que recorreram a cuidados médicos é quase idêntica à dos agregados familiares em que ocorreu uma doença moderada ou grave. Verifica-se que as pessoas que sofrem de uma doença ligeira ficam em casa sem recorrer a ajuda profissional. Das pessoas que procuraram cuidados médicos, 81% consultaram primeiro os curandeiros tradicionais, incluindo 26% que consultaram apenas curandeiros tradicionais, enquanto 55% consultaram primeiro o posto de saúde ou um sub-posto de saúde depois de consultarem o curandeiro tradicional. Os restantes 20% dirigiram-se primeiro ao posto de saúde ou às trabalhadoras de saúde.

[81]Num estudo semelhante realizado no sul da Índia em 2003 por Pillai RK et al. , a decisão de

procurar tratamento estava associada à gravidade da doença, ao diagnóstico específico, ao estatuto económico da família e ao número de consultas pré-natais da mãe. O objetivo deste estudo foi medir o impacto das variáveis sociais e económicas, das variáveis relacionadas com a doença e do sexo da criança na decisão dos pais de Kerala (Índia) de tratarem os seus filhos e na escolha de um prestador de cuidados de saúde alopáticos ou alternativos. Foram elegíveis para este estudo 469 crianças. A análise revelou que 78 delas (17%) não estavam a receber quaisquer cuidados médicos. Das 391 crianças que receberam cuidados médicos, 342 (88%) receberam cuidados alopáticos e 48 (12%) cuidados alternativos. Os pais optaram mais frequentemente por não recorrer a cuidados médicos para os seus filhos quando a doença era benigna, quando a criança tinha um diagnóstico específico, quando a mãe tinha feito menos consultas pré-natais anteriormente e quando a família tinha um estatuto económico mais elevado. Quando os pais recorreram a cuidados médicos para os seus filhos, era significativamente mais provável que utilizassem prestadores alternativos se a criança fosse um rapaz, se a família vivesse numa zona rural e se a família pertencesse a uma classe social mais baixa.

iv. ***Conhecimento das doenças otológicas e das acções prejudiciais para os ouvidos:***

[22]No âmbito de um projeto do ICMR em Deli, em 2013, os alunos foram questionados sobre os problemas de ouvido mais comuns nas crianças. De forma encorajadora, 99,5% dos alunos tinham conhecimento dos problemas de ouvido mais comuns nas crianças. 63,4% dos pais consideravam que os paus no ouvido eram os mais nocivos, seguidos de 62,2% dos pais que consideravam que a música alta através de I-Pods e Walkmans era a mais perigosa. 60,2% dos pais consideravam que objectos como os lápis eram perigosos para o ouvido. Os pais também referiram motivos como gritar ao ouvido, o contacto com fogo de artifício, a água suja do lago, etc., como causas de lesões no ouvido. Quando questionados sobre os ruídos considerados prejudiciais para os ouvidos, 82,4% dos pais consideram que a música alta reproduzida através

de I-Pods, Walkmans ou auscultadores pode causar danos.

danos máximos no ouvido. De acordo com os resultados, 99% dos pais tinham conhecimento de um ou mais problemas de ouvido que ocorriam nas crianças, e apenas 1% não tinha qualquer conhecimento de doenças do ouvido. Dos pais que tinham conhecimento dos problemas de ouvido, 76,5% consideravam que a dor de ouvido era o problema de ouvido mais comum, seguido de 75,5% que consideravam que o corrimento auditivo era comum e 55,2% que consideravam que a surdez era um problema de ouvido comum nas crianças. A cera do ouvido era um problema comum para 47,4% dos pais, enquanto a surdez, os corpos estranhos no ouvido, o líquido no ouvido e os fungos no ouvido eram problemas de ouvido comuns para 26,8%, 9,4%, 11,6% e 4,6% dos pais, respetivamente.

[71]Sreekanth S etal realizou um estudo prospetivo em 2009 para examinar os conhecimentos, as atitudes e as práticas relacionadas com os factores de risco de otite numa comunidade rural do sul da Índia com uma elevada prevalência de otite. O objetivo era determinar a associação entre a educação dos pais, o estatuto socioeconómico (SES) e o tipo de família (nuclear ou comunitária) com conhecimentos, atitudes e práticas relacionadas com os factores de risco da otite média. Mais de 50% da população tinha lacunas nos seus conhecimentos sobre os vários factores de risco da otite média. Os resultados mostraram que o nível de educação do pai e da mãe e o nível socioeconómico não tiveram influência nos conhecimentos dos prestadores de cuidados. Não houve correlação entre os factores sociodemográficos e as atitudes. No entanto, as mães com formação académica eram mais propensas do que as mães analfabetas a limpar regularmente os ouvidos dos seus filhos para remover a cera do ouvido, pois acreditavam que isso ajudaria a prevenir a doença do ouvido.

[78]Omondi et al. realizaram um estudo transversal no Quénia em 2007 para descrever o nível de sensibilização dos pais para a deficiência auditiva nas crianças e o padrão de acesso e utilização de serviços ambulatórios. Foram incluídos no estudo 33 pais de crianças do ensino primário que tinham falhado num exame audiométrico. A maioria dos pais/encarregados de educação (69,7%)

[76]Em 2005, Biswas et al realizaram um estudo prospetivo no Bangladesh para avaliar o conhecimento da otite média crónica purulenta (OMCP) entre os pais de crianças que frequentavam a escola em zonas rurais. Entre as mães de 28 crianças com OMCS, 73,33% não tinham conhecimento da doença. 60% das mães não sabiam nada sobre o tratamento e as consequências da OMCS. **2.7 _Dia Mundial da Audição, 3 de março:_**

O Dia Mundial da Audição é celebrado todos os anos a 3 de março. Foi lançado em 2007 na primeira Conferência Internacional sobre a Prevenção e Reabilitação da Deficiência Auditiva em Pequim, China, e tem como objetivo aumentar a consciencialização sobre a deficiência auditiva e promover o fornecimento de aparelhos auditivos em todo o mundo. Em 2015, o tema do Dia Mundial da Audição foi "Mantendo a Audição Segura". O foco foi o facto de que mais de um bilhão de adolescentes e jovens estão em risco de perda auditiva devido ao uso de dispositivos de áudio inseguros, como smartphones, e exposição a níveis de ruído prejudiciais em locais de entretenimento ruidosos, como discotecas, bares e eventos desportivos.[82]

O tema do Dia Mundial da Audição 2016 é "Perda auditiva em crianças: Aja agora, veja como! O objetivo é chamar a atenção para o fato de que a maioria das causas de perda auditiva em crianças pode ser prevenida através de medidas de saúde pública. O tema visa aumentar a conscientização sobre as estratégias de saúde pública para reduzir a prevalência e o impacto da perda auditiva.[82]

Este estudo também destaca o peso das causas evitáveis de perda auditiva em crianças. O estudo também identifica factores de risco que podem ser abordados por medidas de saúde pública para reduzir a prevalência de doenças do ouvido em crianças.

2.8 _Programa nacional de prevenção e de luta contra a surdez (PNPCD)_ [83]

O Programa Nacional de Prevenção e Controlo da Surdez (PNCD) foi lançado na Índia como projeto-piloto em agosto de 2006. Atualmente, está a ser implementado em 282 distritos em todo o país. O programa NPPCD centra-se na prevenção da perda de audição através da sensibilização, da promoção de práticas saudáveis de cuidados auditivos, da deteção precoce, do tratamento médico e cirúrgico e da reabilitação, sempre que necessário. O hospital distrital é o ponto focal para a implementação efectiva do programa. Os médicos e os audiologistas dos sectores público e privado devem ser envolvidos. O centro de saúde primário e os centros de saúde comunitários devem ser envolvidos. Os trabalhadores polivalentes, os enfermeiros de saúde pública, os supervisores de AWW, etc. e os funcionários públicos de base (ASHA, Anganwadi Workers) também desempenham um papel no programa. O objetivo do 12.º Plano Quinquenal é prevenir e combater as principais causas da deficiência auditiva e da surdez, a fim de reduzir o peso total da doença em 25% em relação ao peso existente.

3. <u>IMS E OBJECTIVOS</u>

1. Estudo da prevalência de distúrbios otológicos em escolares da zona rural e urbana.

2. Examinar os factores de risco para doenças otológicas na população estudada.

Avaliação dos comportamentos de saúde em relação às doenças do ouvido.

4. **Materiais e métodos**

4.1 CONCEPÇÃO DO ESTUDO :

Trata-se de um estudo transversal baseado nas escolas.

4.2 DOMÍNIO DE ESTUDO :

O estudo foi realizado na escola primária mista da Municipal Corporation of Delhi (MCD) na aldeia urbanizada de Barwala (uma aldeia urbanizada porque mais de 75% dos habitantes não têm atividade agrícola) no noroeste de Deli e na escola primária da East Delhi Municipal Corporation (EDMC) na colónia de realojamento urbano de Gokulpuri no leste de Deli.

4.3 PERÍODO DE ESTUDO :

O estudo foi realizado durante um ano, de janeiro de 2015 a dezembro de 2015.

4.4 REALIZAÇÃO DO ESTUDO :

O estudo foi realizado em Deli. De acordo com o censo indiano de 2011, Deli tem uma população de 1,67 milhões de habitantes.[12] A temperatura média anual em Deli é de 25 graus Celsius. A autoridade administrativa local é a Corporação Municipal de Deli (MCD). Delhi está dividida em 14 zonas, 12 das quais estão sob a jurisdição da MCD.[44] O estudo foi efectuado nas escolas de East Delhi (Gokulpuri) e North West Delhi (Barwala), ambas pertencentes à MCD. [44]Os dados demográficos de Deli são apresentados no quadro seguinte. 5 :

4.5 POPULAÇÃO ESTUDADA

O estudo envolveu alunos com idades compreendidas entre os 5 e os 11 anos [1º e 5º anos] das secções seleccionadas das escolas escolhidas.

Quadro 5: Dados demográficos de Deli44

Características da população	Delhi
Densidade populacional (pessoa/km)^2	11297
Taxa de literacia total (%)	86.34
Taxa de literacia masculina (%)	91.03
Taxa de literacia feminina (%)	80.93
Rácio de género	866
Rácio entre os sexos em crianças dos 0 aos 6 anos	866

4.6 CRITÉRIOS DE INCLUSÃO

[th]Todos os alunos das secções seleccionadas de cada turma, do 1.º ao 5.º ano das escolas seleccionadas (grupo etário dos 5 aos 11 anos) foram incluídos no estudo após a obtenção do consentimento dos pais para todas as crianças e para as crianças do grupo etário dos 7 aos 11 anos.

4.7 CRITÉRIOS DE EXCLUSÃO

Os indivíduos que vivem fora de Barwala e Gokulpuri foram excluídos do estudo.

4.8 TAMANHO DA AMOSTRA

[22]Com um nível de confiança de 95% e uma prevalência de perturbações otológicas em crianças em Deli de 21,5% e um erro relativo de 20%, a dimensão da amostra é de 365 utilizando a seguinte fórmula

$$^2n = Z\,pq\,/\,L^2$$

Onde n = dimensão da amostra

Z = 1,96 Valor da variante normal padrão correspondente ao nível de significância alfa de 5%

p = prevalência (a prevalência de doenças otológicas em crianças em Deli é de 21,5%) [22]

q = 1-p

L= erro admissível= 20

Com base na fórmula acima referida, a dimensão da amostra foi fixada em 365. Por

conseguinte, foram incluídos no estudo 368 alunos da escola rural [Barwala] e 367 alunos da

escola urbana [Gokulpuri], num total de 735 alunos.

4.9 FERRAMENTAS DE ESTUDO

1. Foi utilizado um questionário semi-estruturado pré-concebido e pré-testado em hindi e

inglês. [Apêndice 1: Questionário] O questionário continha as seguintes secções

a. Informações demográficas e socioeconómicas: Esta secção continha informações como a

idade, o sexo, a classe, a altura, o peso, as habilitações e a profissão dos pais e a morada.

b. factores de risco para problemas auditivos, tais como o estado de vacinação, o estatuto

socioeconómico, o tipo de família, o ambiente da criança, o facto de ter nascido em casa ou

numa instituição, os antecedentes familiares, as hospitalizações e os tratamentos anteriores, as

doenças congénitas, as infecções, etc.

c. Comportamento dos pais dos sujeitos em relação à saúde dos ouvidos e da audição: esta

secção continha questões como a frequência e os meios utilizados para limpar os ouvidos da

criança, os vários remédios caseiros utilizados para os problemas de ouvido, o estabelecimento

de saúde em que mais confiavam, etc.

2. Equipamento: lâmpada de halogéneo Welch Allyn de 3,5 V, otoscópio a pilhas, cotonetes,

palitos para os ouvidos, algodão, sonda esterilizada, audiómetro portátil de tons puros,

diapasões de 512 Hz e 256 Hz, lanterna, balança, fita métrica.

4.10 METODOLOGIA

O estudo foi realizado em escolas primárias da Municipal Corporation of Delhi (MCD),

situadas na aldeia urbanizada de Barwala e numa colónia de realojamento chamada Gokulpuri.

O nome da colónia

A amostragem foi efectuada através de um método de amostragem em várias fases. De todas as escolas públicas destas zonas, foram seleccionadas, por amostragem aleatória simples, uma escola em Barwala e uma escola em Gokulpuri. Em seguida, foram seleccionadas duas secções de cada turma do 1.º ao 5.º ano, novamente por amostragem aleatória simples. Cada secção tinha entre 35 e 50 alunos. Todos os alunos destas secções seleccionadas foram incluídos no estudo. Os sujeitos receberam uma descrição do projeto e o consentimento informado [para o grupo etário dos 7-11 anos], bem como o consentimento informado dos pais de todos os sujeitos. Inicialmente, foi efectuado um estudo-piloto e utilizado um questionário semi-estruturado pré-concebido e pré-testado, que foi modificado em conformidade. O questionário estava escrito em inglês e hindi e foi distribuído aos sujeitos para ser preenchido pelos pais. Nos casos em que os sujeitos não pediram aos pais para preencherem o questionário, o entrevistador visitou as casas dos sujeitos. O inquérito às crianças foi realizado na escola. O investigador recebeu formação de especialistas em otorrinolaringologia do Lok Nayak Hospital e do Maharishi Valmiki Hospital, Pooth Khurd, Deli, para efetuar exames aos ouvidos.

4.10.1 **História e exame :**

1. **História**: a criança, o professor da turma e os pais (através de um questionário) foram inquiridos sobre a sua história de doenças do ouvido ou de perda de audição. A anamnese foi seguida de um exame.

2. **Exame físico geral**: todos os indivíduos foram examinados da cabeça aos pés para determinar a higiene geral e o estado nutricional da criança e para detetar malformações grosseiras ou anomalias na aparência física da criança.

3. **Exame das orelhas externas**: O pavilhão auricular, as zonas pré-auriculares e pós-auriculares foram examinadas a olho nu.

4. **O canal auditivo e o tímpano:** são examinados com um otoscópio. Se a cera do ouvido estiver a obstruir a visão, tenta-se removê-la com um tampão para os ouvidos, gotas para dissolver a cera, água ou uma sonda esterilizada.

[11]4.10.2 <u>Etapas do exame otoscópico do ouvido</u> :

a) Tente examinar primeiro o ouvido direito.

b) Ligar o otoscópio - deixar a lâmpada brilhar.

c) Certificar-se de que cada espéculo está limpo. Escolher o maior espéculo que caiba confortavelmente no canal auditivo do doente.

d) Segure o otoscópio na sua mão como se fosse um lápis - depois apoie a sua mão na cabeça do doente para evitar feri-lo em caso de movimento súbito.

e) Com a outra mão, afastar suavemente o pavilhão auricular da cabeça para endireitar o canal auditivo (para cima, para trás e para os lados).

f) Primeiro, fazer passar a luz através da abertura para examinar a entrada do canal auditivo.

g) Em seguida, olhar através do otoscópio e inserir suavemente o espéculo no canal auditivo.

h) NÃO penetrar na parte profunda do canal auditivo, uma vez que este é muito sensível ao toque.

i) Depois de examinar o doente, a pele do canal auditivo deve ser verificada quanto a danos.

j) Mudar ou lavar sempre o espéculo depois de examinar o ouvido. Isto evita a transmissão de infecções de um ouvido para o outro.

k) Se existirem problemas no canal auditivo, escrever e/ou desenhar as suas conclusões no registo do doente.

l) Verificar sempre os dois ouvidos.

5. Rastreio da perda auditiva: consistiu em testes de fala, observação comportamental, audiometria tonal e teste do diapasão [quando apropriado].

[11]4.10.3 **Fases do teste linguístico**: É essencial uma sala silenciosa para os testes de despistagem da perda de audição.

I.   Teste de língua para crianças dos 5 aos 7 anos :

- Coloque objectos familiares à distância de um braço à frente da criança sobre a mesa e peça-lhe que aponte para cada objeto e diga o seu nome.
- Comece o teste por sussurrar.
- Escolha coisas que eles conheçam, por exemplo: lápis, livros, caramelos, papel, etc.

II.   Teste vocal para crianças a partir dos 7 anos:

- Coloque-se a um braço de distância atrás da criança e de lado.
- Pegue na outra orelha e feche-a pressionando o tragus.
- Comece o teste com uma voz sussurrada. Utilize várias palavras diferentes.
- Em resposta, as palavras devem ser repetidas ao examinador.

III.   Interpretação: ver figura 4 para a interpretação do teste linguístico.

Fig. 6: Avaliação do teste de língua[11]

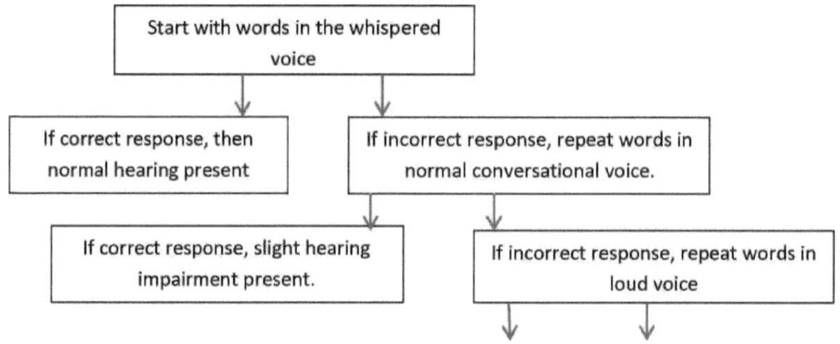

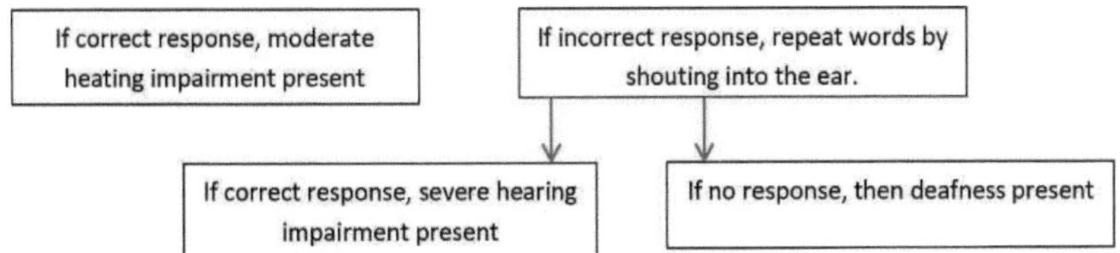

4.11 <u>Critérios de diagnóstico :</u>

Foram utilizados os seguintes critérios para diagnosticar a morbilidade otológica. Se a criança teve perturbações relacionadas com o ouvido no ano anterior que satisfizeram os critérios de diagnóstico abaixo, foram contabilizadas como morbilidade.

1. **Impactação de cerume**: nos casos em que o cerume estava presente no canal auditivo, tentou-se removê-lo com gotas auriculares dissolventes de cera, água ou uma sonda esterilizada, após obter o consentimento dos pais. Se a cera não pudesse ser removida e impedisse a visualização do tímpano, era considerada uma morbilidade. Nos casos em que a cera podia ser facilmente removida do canal auditivo utilizando uma sonda/botão/gotas de cera, não foi considerado um impacto e estes casos não foram aqui mencionados. Nos poucos casos em que os pais não consentiram a remoção da cera, a decisão de impactação foi tomada com base na aparência.

2. **Otite média purulenta crónica (OMCP)**: o diagnóstico de otite média purulenta crónica foi feito com base numa história de mais de 2 semanas (com ou sem complicações) e numa perfuração da MT.[11]

3. **Otite média aguda (OMA)**: o diagnóstico de otite média aguda (OMA) tem sido feito com base na congestão timpânica aguda, protrusão ou perfuração (descarga <2 semanas), geralmente com uma história de otalgia aguda e/ou febre.

4. **Otite externa aguda**: a inflamação aguda do canal auditivo externo é geralmente causada

por infecções bacterianas ou fúngicas. Os sinais de inflamação, com ou sem corrimento auditivo e resíduos de fungos, são indicativos de otite externa.[17]

5. Impactação de corpo estranho: é a ação de um objeto externo (vivo ou não) sobre o ouvido.

As crianças com suspeita ou diagnóstico de doença do ouvido e/ou deficiência auditiva foram prescritas e encaminhadas para o departamento de otorrinolaringologia do Lok Nayak Hospital ou para o departamento de otorrinolaringologia do Maharishi Valmiki Hospital, Pooth Khurd, Deli. A Figura 5 ilustra o algoritmo de avaliação clínica.

Fig. 7: Algoritmo de avaliação clínica

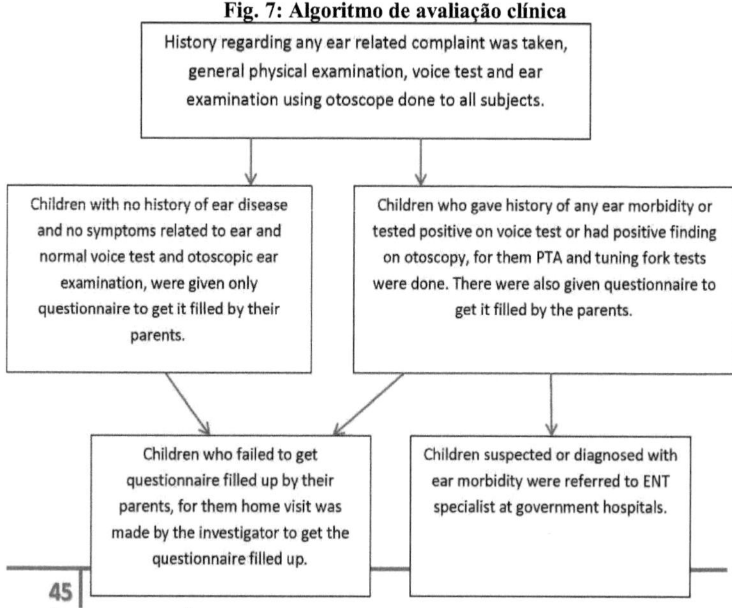

4.12 <u>ANÁLISE ESTATÍSTICA</u>

- Os dados recolhidos foram codificados, compilados e introduzidos no Microsoft-Excel. Em seguida, foram analisados e avaliados estatisticamente utilizando o SPSS-PC-17.

- Os dados quantitativos foram expressos em média e desvio-padrão.

- Os dados qualitativos foram expressos em percentagens e a diferença entre proporções foi determinada utilizando o teste do qui-quadrado.

- Os factores significativos para a doença na análise univariada foram tidos em conta na análise de regressão logística multivariada.

- Foram utilizados odds ratios e intervalos de confiança a 95% para quantificar os factores de risco. O nível de significância considerado foi P <0,05.

4.13 <u>CONSIDERAÇÕES ÉTICAS</u>

- Foi obtido o consentimento informado e a concordância dos participantes no estudo ou dos seus pais.

- Não foi exercida qualquer pressão sobre os participantes ou os seus pais para participarem no estudo. A confidencialidade e a proteção dos dados foram garantidas em todas as fases.

- Os indivíduos com resultados positivos foram devidamente encaminhados para tratamento.

- Os participantes eram livres de abandonar o estudo em qualquer altura e não lhes foram feitas quaisquer perguntas.

5.   Resultados

O estudo, intitulado **"Doenças frequentes do ouvido em crianças de Deli"**, foi realizado numa escola primária na aldeia urbana de Barwala e noutra escola primária numa colónia de realojamento chamada Gokulpuri, em Deli. O estudo incluiu um total de 735 crianças em idade escolar.

5.1   Perfil sócio-demográfico dos participantes no estudo :

Idade :

Os sujeitos pertenciam à faixa etária de 5 a 11 anos. A média de idade na escola rural foi de 8 anos (DP 1,7) e na escola urbana de 8,1 anos (DP 1,6).

sexo :

Do total de inquiridos, 406 (55,2%) eram do sexo masculino e os restantes do sexo feminino. A proporção de indivíduos do sexo masculino foi maior na escola rural (59,2%) do que na escola urbana (51,2%), ilustrando a preferência pelo sexo masculino nas zonas rurais [%2=4,7, df=1. p=0,02] [Figura 8].

Nível de instrução do chefe de família :

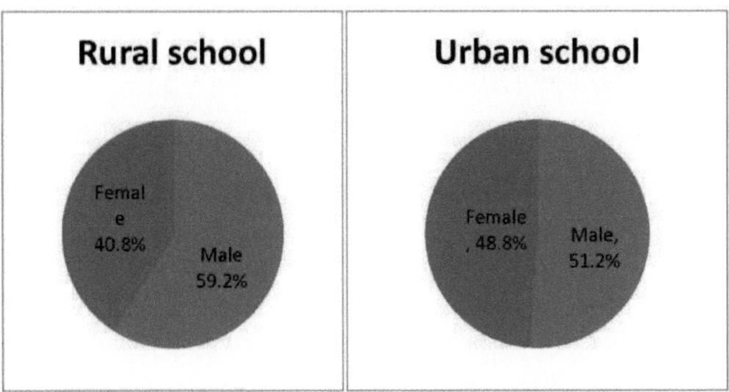

Fig. 8: Distribuição dos participantes no estudo por género

Para 79 (10,7%) dos inquiridos, o chefe de família era analfabeto. Nas famílias rurais, 15,2% dos chefes de família eram analfabetos, 34,5% tinham um chefe de família com menos do que o ensino secundário e, nas outras famílias, o chefe de família tinha um diploma do ensino secundário ou mais. Nas famílias urbanas, as percentagens eram de 6,3%, 38,4% e 55,3%, respetivamente. A diferença foi estatisticamente significativa. [%2=15,35, df=2 p<0,001] (Tabela 6).

nível de escolaridade da mãe :

Ao comparar o nível de escolaridade das mães nas duas áreas, observou-se uma diferença estatisticamente significativa. Na escola rural, 26,6% das mães eram analfabetas, em comparação com 19,5% na escola urbana. Na zona rural, 37,5% das mães tinham menos do que o ensino secundário e as restantes tinham o ensino secundário ou superior. Nas zonas urbanas, os valores eram de 44,4% e 43,1%, respetivamente. (X2=23,18, df=2 p<0,001) (Tabela 6)

Classe socioeconómica :

[84]Na distribuição da classe socioeconómica dos participantes no estudo [Figura 7], de acordo com a escala de Kuppuswamy modificada, a maioria dos alunos [52,7% no total] em ambas as escolas pertencia à classe socioeconómica média-baixa, mas foi observada uma diferença estatisticamente significativa entre a distribuição geral das classes SE nas duas áreas. [x2=7,06, df=3 p=0,07] Nenhum dos sujeitos pertencia a uma família da classe socioeconómica alta.

Tipo de família :

Mais de metade dos indivíduos pertenciam a uma família conjunta (56,7%). As famílias conjuntas são menos comuns nas zonas urbanas (54,5%) do que nas zonas rurais (59%). Essa diferença não foi estatisticamente significativa, como mostra a Tabela 6.

Local de entrega :

Do total da amostra estudada, 144 (19,6%) crianças tiveram o parto em casa. Os valores foram muito mais elevados nas zonas rurais (24,7%) do que nas zonas urbanas (14,4%), e esta diferença revelou-se estatisticamente significativa [%2=12,34, df=1 p<0,001].

Estado de vacinação :

Quando se solicitou o estado de vacinação dos indivíduos, verificou-se que 546 (74,3%) estavam totalmente vacinados até à data. No entanto, a percentagem de crianças totalmente vacinadas era mais elevada nas zonas urbanas (78,5%) do que nas zonas rurais (70,1%). Esta diferença foi estatisticamente significativa. [X2=6,73, df=1 p<0,001][Tabela 6].

Quadro 6: Perfil sócio-demográfico da população em estudo

Género	Rural N=368 (%)	Urbano N=367(%)	Total N=735 (%)	Chisquare (X2), grau de liberdade (df), p-valor
Masculino	218 (59.2)	188 (51.2)	406 (55.2)	4.7, 1, 0.02
Mulher	150 (40.8)	179 (48.8)	329 (44.8)	
Classes socioeconómicas				
Visitar	4 (1.1)	3 (0.8)	7 (1)	7.06, 3, 0.07
Superior inferior	127 (34.5)	97 (26.4)	224 (30.5)	
Centro inferior	187 (50.8)	200 (54.5)	387 (52.7)	
Centro superior	50 (13.6)	67 (18.3)	117 (15.9)	
Tipo de família				
Energia nuclear	151 (41)	167 (45.5)	318 (43.3)	1.49,1, 0.23
Município	217 (59)	200 (54.5)	417 (56.7)	
Nível de instrução do chefe de família				

				15.35, 2, 0.001
Analfabeto	56 (15.2)	23 (6.3)	79 (10.7)	
Abaixo do nível elevado Escola	127 (34.5)	141 (38.4)	268 (36.5)	
Nível superior e superior	185 (50.3)	203 (55.3)	388 (52.8)	
Nível de instrução da mãe				
Analfabeto	98 (26.6)	46 (12.5)	144 (19.5)	23.18, 2, 0.001
Abaixo do nível elevado Escola	138 (37.5)	163 (44.4)	301 (41)	
Nível superior e superior	132 (35.9)	158 (43.1)	290 (39.5)	
Local de parto				
Entrega ao domicílio	91 (24.7)	53 (14.4)	144 (19.6)	12.34, 1, 0.001
Notificação institucional	277 (75.3)	314 (85.6)	591 (80.4)	
Estado de vacinação da criança				
Vacinação completa	258 (70.1)	288 (78.5)	546 (74.3)	6.73, 1, 0.001
Parcialmente/completamente imune	110 (29.5)	79 (21.5)	1895.7)	

5.2 Prevalência de distúrbios otológicos em escolares da zona rural e urbana.

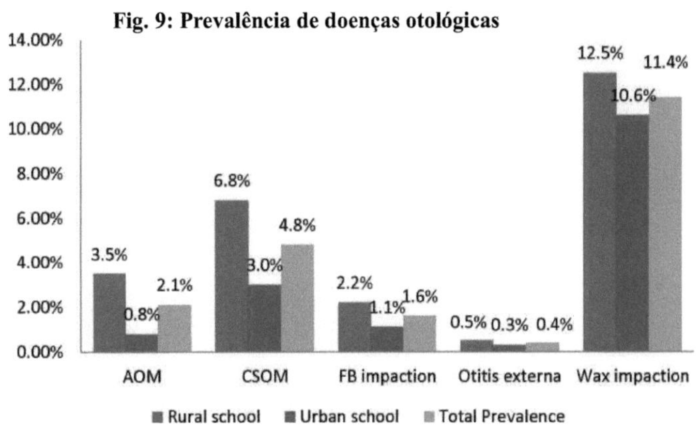

Como mostra a Figura 9, foram observados mais casos de patologia otológica nas escolas rurais do que nas escolas urbanas. A prevalência total de morbidade otológica foi calculada em 20,6%. A prevalência total de morbidade foi de 25,5% nas áreas rurais e 15,8% nas áreas urbanas. Esta diferença foi estatisticamente significativa [$x2=11,31$, df=1 p<0,01]. A inoculação de cerume foi a morbilidade mais frequente, com 12,5% nas escolas rurais e 10,6% nas escolas urbanas, embora a diferença entre as duas não tenha sido significativa.

501 estatisticamente significativa. A segunda morbidade mais freqüente foi a OMCS, 6,8% nas escolas rurais e 3% nas escolas urbanas [$x2=4,9$, df=1 p<0,01]. A segunda morbidade mais comum foi a OMA, 3,5% nas escolas rurais e 0,8% nas escolas urbanas [$x2=5,15$, df=1 p<0,01]. A prevalência de inoculação de corpo estranho no ouvido e otite externa foi de 2,2% e 0,5%, respetivamente, nas escolas rurais. Nas escolas urbanas, os valores foram de 1,1% e 0,3%, respetivamente. Estas diferenças de prevalência entre as zonas urbana e rural não foram estatisticamente significativas. (Tabela 7)

Tabela 7: Prevalência de morbidade otológica na população estudada

Morbilidade otológica	Rural N.º (%) N=368	Urbano N° (%) N=367	Total N° (%) N=735	Valor do qui-quadrado (x2), grau de liberdade (df), p-valor
Infeção aguda Media (AOM)	13 (3.5)	3 (0.8)	16 (2.1)	5.15, 1, <0.01
Otite crónica purulentaMédia (CSOM)	25 (6.8)	11 (3)	36 (4.8)	4.9, 1, <0.01
Corpo estranho Impactação	8 (2.2)	4 (1.1)	12 (1.6)	0.75, 1, 0.24
Otite externa	2 (0.5)	1 (0.3)	3 (0.4)	p=1.00*
Impactação de cerume	46 (12.5)	39 (10.6)	85 (11.4)	0.46, 1, 0.42
Total	94 (25.5)	58 (15.8)	152 (20.6)	11.3, 1. <0.01

* Teste exato de Fischer

5.3 Factores de risco para doenças otológicas

5.3.1 Factores de risco sociodemográficos :

a) **sexo :**

As Tabelas 8 e 9 mostram que a prevalência de OMA, OMCS e vacinação contra cera foi maior no sexo feminino do que no masculino em ambas as áreas. Na escola rural, todas as morbidades citadas foram

foram mais frequentes nas meninas, refletindo o abandono a que estão sujeitas. (Figura 10) A prevalência de inoculação de corpo estranho e otite externa foi maior nos meninos do que nas meninas nas escolas urbanas. Estes resultados não foram estatisticamente significativos.

Tabela 8: Relação entre género e OMA, OMCS e EO

		Masculino N (%)	Mulher N (%)	Total N (%)	valor do qui-quadrado (x2), grau de liberdade (df), valor p
	Rural n	218	150	368	
AOM	Rural	7 (3.2)	6 (4)	13 (3.5)	0.162, 1, 0.68
	Cidade n	188	179	367	
	Urbano	1 (0.5)	2 (1.1)	3 (0.8)	0.38, 1, 0.61
	Total n	406	329	735	
	Total	8 (2)	8 (2.4)	16 (2.2)	0.18, 1, 0.80
	Rural n	218	150	368	
CSOM	Rural	11 (5)	14 (9.3)	25 (6.8)	2.5, 1, 0.10
	Cidade n	188	179	367	
	Urbano	4 (2.1)	7 (3.9)	11 (3)	1.0, 1, 0.37
	Total n	406	329	735	
	Total	15 (3.7)	21 (6.4)	36 (4.9)	2.12, 1, 0.09
	Rural n	218	150	368	
Otite externa	Rural	2 (0.9)	0	2 (0.5)	2.5, 1, 0.10,
	Cidade n	188	178	367	
	Urbano	1 (0.5)	0	1 (0.3)	0.94, 1, 1.00
	Total n	406	327	735	
	Total	3 (0.7)	0	3 (0.4)	2.42, 1, 0.25

		Masculino N (%)	Mulher N (%)	Total N (%)	Valor do qui-quadrado (x2), Grau liberdade (df), p-valor
	Rural n	218	150	368	
Estrangeiro	Rural	6 (2.7)	2 (1.3)	8 (2.1)	0.162, 1, 0.68
Corpo	Cidade n	188	179	367	
	Urbano	2 (1.0)	2 (0.6)	4 (1.1)	0.91, 1, 0.62
	Total n	406	329	735	
	Total	8 (1.9)	4 (1.2)	12 (1.6)	1.92, 1, 0.24
	Rural n	218	150	368	
Efeito do dia anterior	Rural	24 (11)	22 (14.6)	46 (12.5)	0.16, 1, 0.68
	Cidade n	188	179	367	
	Urbano	19 (10.1)	20 (11.2)	39 (10.6)	0.11, 1, 0.86
	Total n	406	327	735	
	Total	43 (10.6)	42 (12.8)	85 (11.6)	1.63, 2, 0.44

Quadro 9: Relação entre o género e as impressões do FB e da cera

Fig. 10: Relação entre o género e a morbilidade otológica

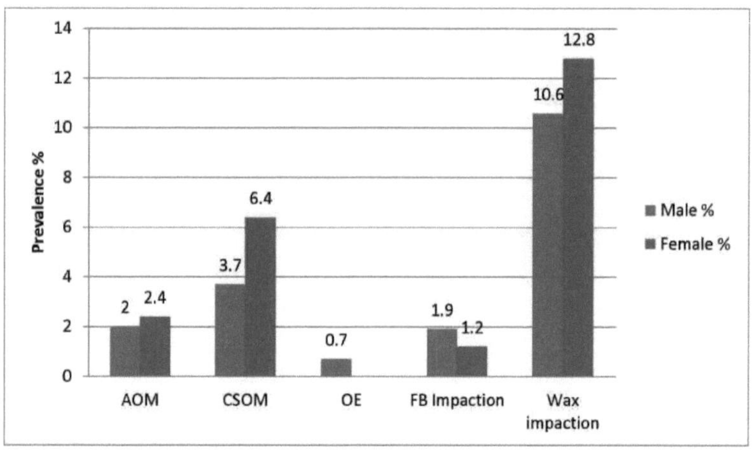

a) <u>**Nível de instrução do chefe de família**</u>

		Analfabeto N (%)	Visitar elevado Escola N (%)	Elevado Escola e superior N (%)	Total N (%)	Qui-quadrado valor(x2), Grau Liberdade (df), valor de p
	Rural n	56	127	185	368	
AOM	Rural	6 (10.7)	6 (4.7)	1 (0.5)	13 (3.5)	13.8,2, 0.01
	Cidade n	23	141	203	367	
	Urbano	1 (4.3)	2 (1.4)	0	3 (0.8)	5.8, 2, 0.05
	Total n	79	268	388	735	
	Total	7 (8.8)	8 (2.9)	1 (0.25)	16 (2.1)	24.10, 2, 0.001
	Rural n	56	127	185	368	
CSOM	Rural	14 (25)	6 (4.7)	5 (2.7)	25 (6.8)	35.0, 2, 0.01
	Cidade n	23	141	203	367	
	Urbano	7 (30.4)	3 (2.1)	1 (0.5)	11 (3)	64.3, 2, 0.001
	Total n	79	268	388	735	
	Total	21 (26.6)	9 (3.4)	6 (1.5)	36 (4.9)	90.46, 2, 0.001
	Rural n	56	127	185	368	
Otite externa	Rural	1 (1.8)	1 (0.8)	0	2 (0.5)	2.73, 2, 0.25
	Cidade n	23	142	202	735	
	Urbano	1 (4.3)	0	0	1 (0.3)	14.95, 2, 0.001
	Total n	79	268	388	735	
	Total	2 (2.5)	1 (0.4)	0	3 (0.4)	10.32, 2, 0.006

Quadro 10: Relação entre o nível de instrução do chefe de família e a OMA, OMCS e OE

Quadro 11: Relação entre o nível de instrução do chefe de família e o FB e Wachs Impacto

		Analfabeto N (%)	Abaixo do nível superior N (%)	Nível superior e superior N (%)	Total N (%)	Valor do qui-quadrado (x2), Grau liberdade (df), p-valor
	Rural n	56	127	185	368	
Impactação de corpo estranho	Rural	3 (5.4)	4 (3.1)	1 (0.5)	8 (2.2)	5.55, 2, 0.06
	Cidade n	23	141	203	367	
	Urbano	2 (8.7)	2 (1.4)	0	4 (1.1)	14.7, 2, 0.001
	Total n	79	268	388	735	
	Total	5 (6.3)	6 (2.2)	1 (0.3)	12 (1.6)	16.03, 2, 0.001
	Rural n	56	127	185	368	

Cera	Rural	15 (26.8)	20 (15.7)	11 (5.9)	46 (12.5)	20.9, 2, 0.001
Impacto	**Cidade n**	23	141	203	367	
	Urbano	6 (26.1)	24 (17)	9 (4.4)	39 (10.6)	20.05, 2, 0.001
	Total n	79	268	388	735	
	Total	21 (26.6)	44 (16.4)	20 (5.2)	85 (11.6)	41.03, 2, 0.001

As Tabelas 10 e 11 mostram que o nível educacional do chefe da família está significativamente associado à prevalência de morbidades otológicas [p<0,01]. À medida que o nível de escolaridade do chefe de família aumentou, passando do analfabetismo para um nível de escolaridade mais elevado, a prevalência de todas as morbidades diminuiu em ambas as zonas. A prevalência de OMA diminuiu de 8,8% nas famílias em que o chefe de família era analfabeto para 0,25% quando o chefe de família tinha um nível de escolaridade superior ou mais. Da mesma forma, a prevalência de OMCS caiu de 26,6% para 1,5%, a inoculação de corpo estranho de 6,3% para 0,3%, a otite externa de 2,5% para zero e a inoculação de cerume de 26,6% para 5,2% [p<0,01]. A prevalência total de doenças do ouvido foi de 69,6%, 23,1% e 5,9%, respetivamente, em crianças cujo chefe de família era analfabeto, que tinham menos do que o ensino secundário e que tinham ensino superior ou mais. A Figura 11 mostra que a maior prevalência de doenças do ouvido foi observada entre as crianças cujo chefe de família era analfabeto.

Fig. 11: Relação entre o nível de escolaridade do chefe de família e todas as morbilidades otológicas

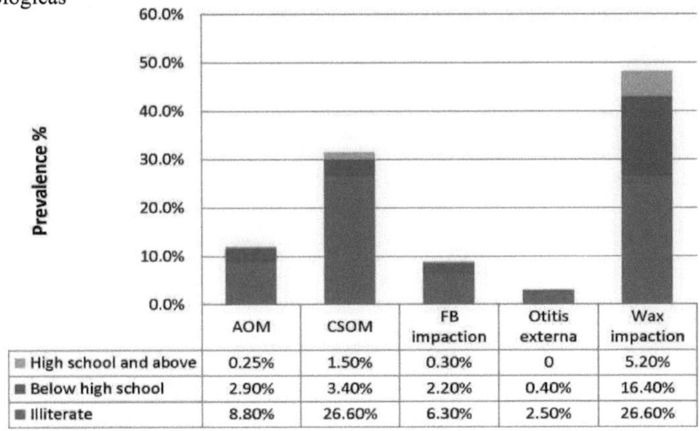

	AOM	CSOM	FB impaction	Otitis externa	Wax impaction
High school and above	0.25%	1.50%	0.30%	0	5.20%
Below high school	2.90%	3.40%	2.20%	0.40%	16.40%
Illiterate	8.80%	26.60%	6.30%	2.50%	26.60%

b) Nível de instrução da mãe

A análise revelou uma relação estatisticamente significativa entre o nível de escolaridade da mãe e as doenças do ouvido. A prevalência de doenças otológicas diminuiu à medida que o nível de escolaridade da mãe aumentou. A prevalência de OMA diminuiu de 5,6% para 0,3% quando o nível de escolaridade da mãe aumentou de analfabeta para ensino superior ou mais, a OMCS diminuiu de 16,7% para zero, a inoculação de cera de 17,4% para 1,7 e a inoculação de corpo estranho de 6,9% para zero [p<0,01]. (Fig. 12) A prevalência de otite externa em crianças também diminuiu com o aumento do nível educacional materno, mas não foi estatisticamente significativa [Tabelas 12 e 13]. (Tabelas 12 e 13).

Quadro 12: Relação entre o nível de escolaridade da mãe e a OMA, a OMCS e a OE

		Analfabeto N (%)	Abaixo do nível superior N (%)	Nível superior e superior	Total N (%)	valor do qui-quadrado (x2), grau de liberdade (df), valor p
				N (%)		
	Rural Não.	98	138	132	368	

AOM	Rural	6 (6.1)	6 (4.3)	1 (0.8)	13 (3.5)	5.18, 2, 0.07
	Cidade n	46	163	158	367	
	Urbano	2 (4.3)	1 (0.6)	0	3 (0.8)	8.4, 2, 0.01
	Total Não.	144	301	290	735	
	Total	8 (5.6)	7 (2.3)	1 (0.3)	16 (2.2)	12.32, 2, 0.002
	Rural Não.	98	138	132	368	
CSOM	Rural	16 (16.3)	9 (6.5)	0	25 (6.8)	23.0, 2, 0.01
	Cidade n	46	163	158	367	
	Urbano	8 (17.4)	3 (1.8)	0	11 (3)	38.4, 2, 0.001
	Total Não.	144	301	290	735	
	Total	24 (16.7)	12 (4)	0	36 (4.9)	58.28, 2, 0.001
	Rural Não.	98	138	132	368	
Otite externa	Rural	1 (1)	1 (0.7)	0	2 (0.5)	1.22, 2, 0.54
	Cidade n	45	163	158	367	
	Urbano	1 (2.2)	0	0	1 (0.3)	7.15, 2, 0.02
	Total Não.	144	301	290	735	
	Total	2 (1.4)	1 (0.3)	0	3 (0.4)	4.71, 2, 0.09

Quadro 13: Relação entre o nível de escolaridade da mãe e as impressões de crescimento e de CE

		Analfabeto N (%)	Abaixo do nível superior N (%)	Nível superior e superior N (%)	Total N (%)	Valor do qui-quadrado (x2), Grau liberdade (df), p-valor
	Rural Não.	98	138	132	368	
Estrangeiro	Rural	7 (7.1)	1 (0.7)	0	8 (2.2)	15.67, 2, 0.01
Impacto do corpo	Cidade n	46	163	158	367	
	Urbano	3 (6.5)	1 (0.6)	0	4 (1.1)	14.6, 2, 0.001

	Total Não.	144	301	290	735	
	Total	10 (6.9)	2 (0.7)	0	12 (1.6)	31.86, 2, 0.001
	Rural Não.	98	138	132	368	
Impactação de cerume	Rural	16 (16.3)	30 (21.7)	0	46 (12.5)	32.83, 4, 0.01
	Cidade n	46	163	158	367	
	Urbano	9 (19.6)	25 (15.3)	5 (3.2)	39 (10.6)	16.94, 2, 0.001
	Total Não.	144	301	290	735	
	Total	25 (17.4)	55 (18.3)	5 (1.7)	85 (11.6)	47.03, 2, 0.001

Fig. 12: Relação entre o nível de escolaridade da mãe e a morbilidade otológica
d) <u>Classe socioeconómica</u>
Ao tentar estabelecer uma relação entre a classe socioeconómica da família e a atitude otológica da criança, os investigadores verificaram que a criança não tinha um comportamento sexual.

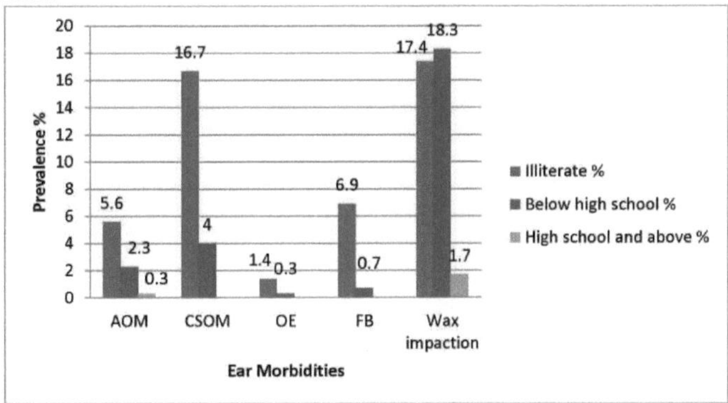

(Tabelas 14 e 15) Com o aumento do nível socioeconómico da família, a prevalência de OMCS diminuiu de 10,7% na classe baixa alta para 2,6% na classe média alta [x2=23,49, df=3, p<0,01]. Da mesma forma, a prevalência de impactação de cerume diminuiu nas classes socioeconómicas mais altas, passando de 42,9% na classe baixa para 5,1% na classe média alta (Figura 13). A prevalência de OMA, inoculação de corpo estranho e otite externa também diminuiu com o aumento do nível socioeconómico, mas a associação não foi estatisticamente significativa [p>0,05].

Tabela 14: Relação entre classe socioeconómica e OMA, OMCS e EO

		Visitar N (%)	N superior inferior (%)	Ambiente inferior N (%)	Média mais elevada N (%)	Total	Valor do qui-quadrado (x2), Grau liberdade (df), p-valor
	Rural Não.	4	127	187	50	368	
AOM	Rural	0	8 (6.3)	5 (2.7)	0	13 (3.5)	5.23, 3, 0.15
	Cidade n	3	97	200	67	367	
	Urbano	0	1 (1)	2 (1)	0	3 (0.8)	0.71, 3, 0.87
	Total Não.	7	224	387	117	735	
	Total	0	9 (4)	7 (1.8)	0	16 (2.2)	6.57, 3, 0.08
	Rural Não.	4	127	187	50	368	
CSOM	Rural	0	17 (13.4)	6 (3.2)	2 (4)	25 (6.8)	13.4, 3, 0.01
	Cidade n	3	97	200	67	367	
	Urbano	0	7 (7.2)	3 (1.5)	1 (1.5)	11 (3)	8.1, 3, 0.04
	Total Não.	7	224	387	117	735	
	Total	0	24 (10.7)	9 (2.3)	3 (2.6)	36 (4.9)	23.49, 3, 0.001
	Rural Não.	4	127	187	50	368	
Otite externa	Rural	0	2 (1.6)	0	0	2 (0.5)	3.8, 3, 0.28
	Cidade n	3	97	200	67	367	
	Urbano	0	1 (1)	0	0	1 (0.3)	2.78, 3, 0.42
	Total Não.	7	224	387	117	735	
	Total	0	3 (1.3)	0	0	3 (0.4)	6.84, 3, 0.07

Quadro 15: Relação entre a classe socioeconómica e as impressões do FB e da cera

		isitar N (%)	N superior inferior (%)	Centro inferior N (%)	Média mais elevada N (%)	Total	alor do qui-uadrado (x2), rau berdade (df), p-alor
	ural Não.	4	127	187	50	368	
Corpos estranhos	Rural	0	5 (3.9)	3 (1.6)	0	8 (2.2)	3.34, 3, 0.34
	Cidade n	3	97	200	67	367	
	Urbano	0	3 (3.1)	1 (0.5)	0	4 (1.1)	5.02, 3, 0.17
	Total Não.	7	224	387	117	735	
	Total	O	8 (3.6)	4 (1)	0	12 (1.6)	8.16, 3, 0.045
	Rural Não.	4	127	187	50	368	
Impactação de cerume	Rural	2 (50)	32 (25.2)	9 (4.8)	3 (6)	46 (12.5)	35.8, 3, 0.001
	Cidade n	3	97	200	67	367	
	Urbano	1 (33.3)	24 (24.7)	11 (5.5)	3 (4.5)	39 (10.6)	).18, 3, 0.001
	Total Não.	7	224	387	117	735	
	Total	3 (42.9)	56 (25)	20 (5.2)	6 (5.1)	85 (11.6)	66.46, 3, 0.001

Fig. 13: Relação entre classe socioeconómica e doenças otológicas

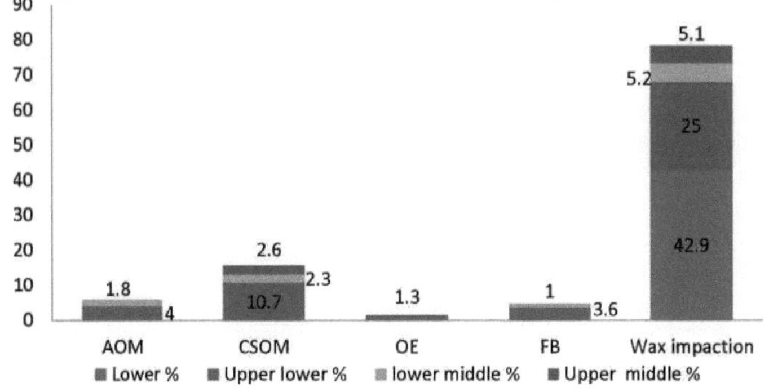

61

e) **Tipo de família**

As Tabelas 16 e 17 mostram que as doenças otológicas foram mais frequentes em crianças de famílias nucleares do que em crianças de famílias conjuntas. Essa diferença foi estatisticamente significante para todas as morbidades diagnosticadas, com exceção da otite externa. Entre os escolares da zona urbana, a diferença na prevalência de todas as patologias otológicas diagnosticadas entre as famílias nucleares e as famílias comuns não foi estatisticamente significante. Por outro lado, nos escolares da zona rural, foram observadas diferenças estatisticamente significantes na prevalência de OMA, OMCS e inoculação de cerume entre as famílias nucleares e comuns. Nas escolas rurais, a prevalência de OMA, OMCS e inoculação de cerume entre as crianças de famílias nucleares foi de 7,5%, 15,2% e 19,2%, respetivamente. Os valores correspondentes para as crianças rurais de famílias conjuntas foram muito mais baixos: 0,5%, 0,9% e 7,8%, respetivamente. (Figura 14)

Tabela 16: Relação entre tipo de família e OMA, OMCS e OE

		Família nuclear N (%)	Família comum N (%)	Total N (%)	Valor do qui-quadrado (x2), grau de liberdade (df), p Valor
	Rural n	151	217	368	
AOM	Rural	12 (7.9)	1 (0.5)	13 (3.5)	14.64, 1, 0.01
	Cidade n	167	200	367	
	Urbano	2 (1.2)	1 (0.5)	3 (0.8)	0.54, 1, 0.59
	Total n	318	417	735	
	Total	14 (4.4)	2 (0.5)	16 (2.2)	13.03, 1, 0.001
	Rural n	151	217	368	
CSOM	Rural	23 (15.2)	2 (0.9)	25 (6.8)	28.79, 1, 0.01
	Cidade n	167	200	367	
	Urbano	8 (4.8)	3 (1.5)	11 (3)	3.38, 1, 0.12
	Total n	318	417	735	
	Total	31 (9.7)	5 (1.2)	36 (4.9)	28.31, 1, 0.001
	Rural n	151	217	368	
Otite externa	Rural	2 (1.3)	0	2 (0.5)	2.9, 1, 0.16
	Cidade n	167	200	367	

	Urbano	1 (0.6)	0	1 (0.3)	1.2, 1, 0.54
	Total n	318	417	735	
	Total	3 (0.9)	0	3 (0.4)	3.97, 1, 0.08

Quadro 17: Relação entre o tipo de família e as impressões do FB e da cera

		Família nuclear	Família comum	Total N (%)	Valor do qui-quadrado (x2), grau de
		N (%)	N (%)		liberdade (df), p Valor
	Rural n	151	217	368	
Corpos estranhos	Rural	3 (2)	5 (2.3)	8 (2.2)	0.04, 1, 1.00
	Cidade n	167	200	367	
	Urbano	3 (1.8)	1 (0.5)	4 (1.1)	1.41, 1, 0.33
	Total n	318	417	735	
	Total	6 (1.8)	6 (1.4)	12 (1.6)	0.54, 1, 0.76
	Rural n	151	217	368	
Impactação de cerume	Rural	29 (19.2)	17 (7.8)	46 (12.5)	12.12, 2, 0.01
	Cidade n	167	200	367	
	Urbano	30 (18)	9 (4.5)	39 (10.6)	17.37, 1, 0.001
	Total n	318	417	735	
	Total	59 (18.6)	26 (6.2)	85 (11.6)	28.24, 2, 0.001

Fig. 14: Relação entre o tipo de família e a morbilidade otológica

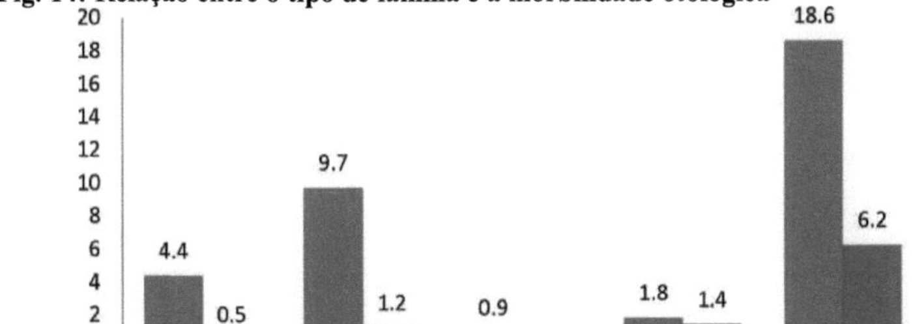

f) Limpeza da casa e do bairro

Foi perguntado aos pais dos indivíduos se eles consideravam o ambiente em que vivem limpo ou não. A Tabela 18 mostra a relação entre a limpeza do ambiente dos indivíduos e a prevalência de morbidades otológicas de etiologia infecciosa. A prevalência de OMA foi de 1% em ambiente limpo e 4,7% em ambiente sujo [%2=10,07, df=1, p=0,005]. Prevalência

foi de 0,8% num ambiente limpo e de 13,6% num ambiente não limpo [x2=55,98, df=1, p=0,001]. A prevalência de otite externa também foi menor num ambiente limpo (0,2%) do que num ambiente não limpo (0,9%), mas esta diferença não foi estatisticamente significativa. (Figura 15)

Quadro 18: Relação entre a limpeza do ambiente e as doenças do ouvido

		Ambiente limpo N (%)	Ambiente não limpo N (%)	Total	Valor do qui-quadrado (x2), grau de liberdade (df), p-valor
	Rural n	247	121	368	
AOM	Rural	5 (2)	8 (6.6)	13 (3.5)	5.01, 1, 0.03
	Cidade n	252	115	367	
	Urbano	0	3 (2.6)	3 (0.8)	6.62, 1, 0.03
	Total n	499	236	735	
	Total	5 (1)	11 (4.7)	16 (2.2)	10.07, 1, 0.005
	Rural n	247	121	368	
CSOM	Rural	4 (1.6)	21 (17.4)	25 (6.8)	31.7, 1, 0.01
	Cidade n	252	115	367	
	Urbano	0	11 (9.6)	11 (3)	24.8, 1, 0.001
	Total n	499	236	735	
	Total	4 (0.8)	32 (13.6)	36 (4.9)	55.98, 1, 0.001
	Rural n	247	121	368	
Otite externa	Rural	1 (0.4)	1 (0.8)	2 (0.5)	p=1.00*
	Cidade n	253	114	367	
	Urbano	0	1 (0.9)	1 (0.3)	2.21, 1, 0.31

	Total n	499	236	735	
Total	1 (0.2)	2 (0.9)	3 (0.4)	1.67, 1, 0.24

*Teste exato de Fisher

Fig. 15: A relação entre a higiene doméstica e ambiental e as doenças do ouvido, com etiologia infecciosa

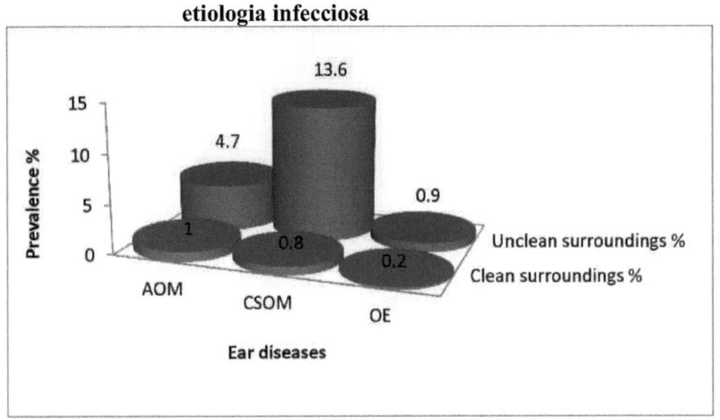

5.3.2 Factores de risco biológicos :

a) Aleitamento materno exclusivo durante os primeiros 6 meses

A análise mostrou [Tabela 19] que, de todos os participantes do estudo, aqueles que foram amamentados exclusivamente nos primeiros seis meses de vida apresentaram menor prevalência de OMA e cerume do que aqueles que não foram amamentados exclusivamente. A prevalência de OMA e otite externa foi de 4,4% e 1,2%, respetivamente, nas crianças que não foram amamentadas exclusivamente. Nas crianças amamentadas exclusivamente, a prevalência foi de 1% e zero casos de otite externa. Esta diferença foi estatisticamente significativa [p<0,05]. Nas escolas rurais e urbanas, o diagnóstico de OMCS foi quase igual entre as crianças amamentadas exclusivamente e as não amamentadas exclusivamente, 5% e 4,8% respetivamente, mas essa diferença não foi estatisticamente significativa. (Figura 16)

Tabela 19: Associação entre aleitamento materno exclusivo (AME) e morbidade otológica

		Aleitamento materno exclusivo durante os primeiros 6 meses		Total N (%)	Valor do qui-quadrado (x2), grau de liberdade(df),p Valor
		Sim N (%)	Não N (%)		
	Rural Não.	237	131	368	
AOM	Rural	4 (1.7)	9 (6.9)	13 (3.5)	6.64, 1, 0.01
	Urbano Não.	246	121	367	
	Urbano	1 (0.4)	2 (1.7)	3 (0.8)	1.55, 1, 0.25
	Total Não.	483	252	735	
	Total	5 (1)	11 (4.4)	16 (2.2)	8.62, 1, 0.006
	Rural Não.	237	131	368	
CSOM	Rural	15 (6.3)	10 (7.6)	25 (6.8)	0.22, 1, 0.66
	Urbano Não.	246	121	367	
	Urbano	9 (3.7)	2 (1.7)	11 (3)	1.12, 1, 0.35
	Total Não.	483	252	735	
	Total	24 (5)	12 (4.8)	36 (4.9)	0.015, 1, 1.00
	Rural Não.	238	130	368	
Otite externa	Rural	0	2 (0.7)	2 (0.5)	3.66, 1, 0.12
	Urbano Não.	247	120	367	
	Urbano	0	1 (0.8)	1 (0.3)	2.05, 1, 0.32
	Total Não.	483	252	735	
	Total	0	3 (1.2)	3 (0.4)	5.82, 1, 0.03

b) **História do murro na cara**

A Tabela 20 mostra que a OMCS está estatisticamente associada à palmada. Entre as crianças da zona rural, a prevalência de OMCS foi de 33,3% entre as que levaram palmada e 5,9% entre as que não levaram [%2=13,7, df=1, p=0,01]. Da mesma forma, a prevalência de OMCS em escolares urbanos que levaram bofetada foi de 30% e 2,2% [x2=35,28, df=1, p=0,002]. A prevalência de OMA foi maior nos escolares que levaram bofetada [4,5%] do que nos que não levaram [2,1], mas essa diferença não foi estatisticamente significativa. [Figura 17]

		A história da bofetada Traumatismo facial		Total N (%)	Valor do qui-quadrado (x2),grau de liberdade(df), p Valor
		Sim N (%)	Não N (%)		
	Rural n	12	356	368	
AOM	Rural	1 (8.3)	12 (3.4)	13 (3.5)	0.27, 1, 0.54
	Cidade n	10	357	367	
	Urbano	0	3 (0.8)	3 (0.8)	0.08, 1, 1.00
	Total n	22	713	735	

Tabela 20: Associação da bofetada com morbidade otológica.

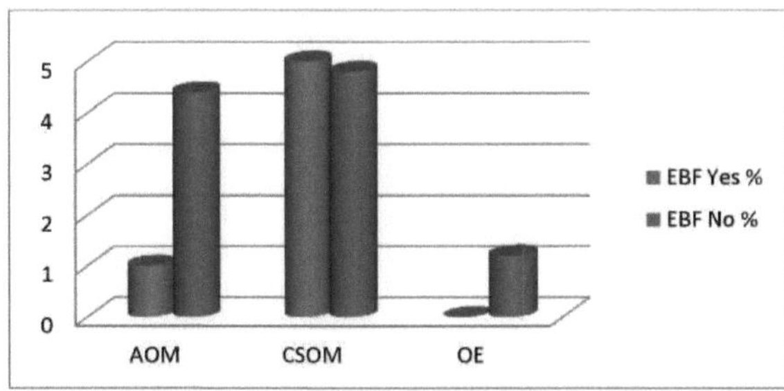

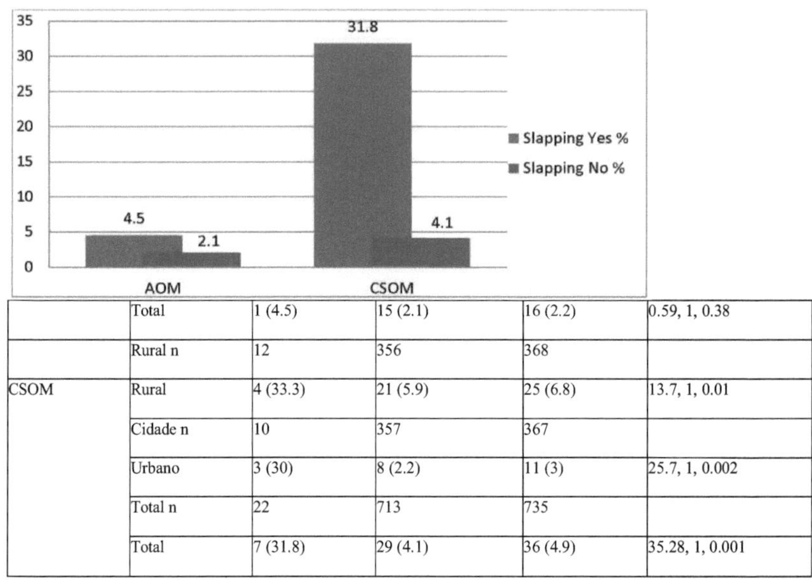

		1 (4.5)	15 (2.1)	16 (2.2)	0.59, 1, 0.38
	Total	1 (4.5)	15 (2.1)	16 (2.2)	0.59, 1, 0.38
	Rural n	12	356	368	
CSOM	Rural	4 (33.3)	21 (5.9)	25 (6.8)	13.7, 1, 0.01
	Cidade n	10	357	367	
	Urbano	3 (30)	8 (2.2)	11 (3)	25.7, 1, 0.002
	Total n	22	713	735	
	Total	7 (31.8)	29 (4.1)	36 (4.9)	35.28, 1, 0.001

Fig. 17: Relação entre a bofetada e a doença do ouvido

c) **Historial de imunização**

A Tabela 21 mostra que as crianças totalmente vacinadas estavam significativamente

protegidas contra doenças otológicas infecciosas. A OMA ocorreu em 0,9% das crianças

totalmente vacinadas e em 5,8% das crianças incompletas ou não vacinadas. A prevalência de

OMCS foi de 1,5% nas crianças totalmente vacinadas e de 14,8% nas crianças

incompletas/parcialmente vacinadas. Estas diferenças foram estatisticamente significativas.

[Figura 18]

Tabela 21: Associação entre o estado de vacinação e a morbilidade otológica

		Vacinação completa	Incompleto/parcial	Total N (%)	Valor do qui-quadrado (x2),egreof
		N (%)	imune N (%)		liberdade(df), p Valor

		258	110	368	
AOM	Rural n				
	Rural	4 (1.6)	9 (8.2)	13 (3.5)	9.95, 1, 0.01
	Cidade n	288	79	367	
	Urbano	1 (0.3)	2 (2.5)	3 (0.8)	3.64, 1, 0.12
	Total n	546	189	735	
	Total	5 (0.9)	11 (5.8)	16 (2.2)	15.85, 1, 0.001
CSOM	Rural n	258	110	368	
	Rural	5 (1.9)	20 (18.2)	25 (6.8)	32.1, 1, 0.01
	Cidade n	288	79	367	
	Urbano	3 (1)	8 (10.1)	11 (3)	17.6, 1, 0.001
	Total n	546	189	735	
	Total	8 (1.5)	28 (14.8)	36 (4.9)	5371, 1, 0.001
Otite externa	Rural n	258	110	368	
	Rural	0	2 (1.8)	2 (0.5)	4.69, 1, 0.08
	Cidade n	288	79	367	
	Urbano	0	1 (1.3)	1 (0.3)	3.7, 1, 0.21
	Total n	546	189	735	
	Total	0	3 (1.6)	3 (0.4)	8.73, 1, 0.01

Fig. 18: Relação entre o estado de vacinação e as doenças do ouvido

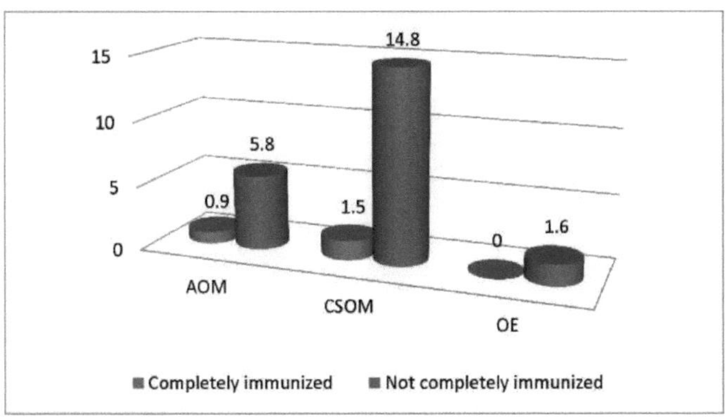

d) <u>Koryza</u>

Observou-se [Figura 19] que as crianças com rinite frequente apresentaram maior prevalência de doença otológica do que as crianças sem rinite. Entre as crianças com rinite frequente, 17,6% apresentaram MCS, e entre aquelas sem MCS, a prevalência foi de 1,2% [$x2$=73,41, df=1, p=0,001]. Para OMA e otite externa, não houve casos entre os alunos que não estavam resfriados [p<0,05]. A inoculação de cerume também se mostrou significativamente associada ao resfriado comum. [Tabela 22.]

Quadro 22: Relação entre a constipação comum e as doenças do ouvido

		Episódios frequentes de Frio		Total N (%)	Valor do qui-quadrado (x2), grau de liberdade (df), p Valor
		Sim N (%)	Não N (%)		
	Rural n	91	277	368	
AOM	Rural	13 (14.3)	0	13 (3.5)	41.0, 1, 0.01
	Cidade n	74	293	367	
	Urbano	3 (4.1)	0	3 (0.8)	11.9, 1, 0.001
	Total n	165	570	735	
	Total	16 (9.7)	0	16 (2.2)	56.50, 1, 0.001
	Rural n	91	277	368	
CSOM	Rural	19 (20.9)	6 (2.2)	25 (6.8)	37.8, 1, 0.01
	Cidade n	74	293	367	
	Urbano	10 (13.5)	1 (0.3)	11 (3)	35.2, 1, 0.001
	Total n	165	570	735	
	Total	29 (17.6)	7 (1.2)	36 (4.9)	73.41, 1, 0.001
	Rural n	91	277	368	
Otite externa	Rural	2 (2.2)	0	2 (0.5)	6.09, 1, 0.06
	Cidade n	74	293	367	
	Urbano	1 (1.4)	0	1 (0.3)	3.95, 1, 0.20
	Total n	165	570	735	

	Total	3 (1.8)	0	3 (0.4)	10.37, 1, 0.01
	Rural n	91	277	368	
Cera	Rural	28 (30.8)	18 (6.5)	46 (12.5)	40.37, 2, 0.001
Impacto	Cidade n	74	293	367	
	Urbano	20 (27)	19 (6.5)	39 (10.6)	26.25, 1, 0.001
	Total n	165	570	735	
	Total	48 (29.1)	37 (6.5)	85 (11.6)	67.77, 2, 0.001

Fig. 19: Relação entre constipações e doenças do ouvido

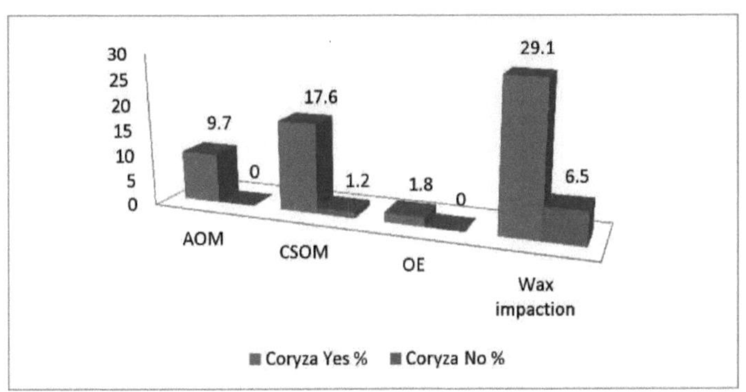

5.3.4 Análise de regressão logística multivariada dos factores associados à morbilidade otológica no conjunto da população em estudo

A análise de regressão binária mostrou que seis fatores foram significativamente associados à morbidade otológica (tabela 23). O risco de morbidade otológica foi 2,4 vezes maior em crianças cujas mães eram analfabetas. Uma classe socioeconómica mais baixa aumentou o risco de morbilidade num fator de 7,52. Pertencer a uma família nuclear multiplicou o risco de morbilidade otológica por 4,84. Nas crianças que sofriam frequentemente de constipações, o risco de doença do ouvido era multiplicado por 15,75. Nas crianças não vacinadas/parcialmente vacinadas, o risco de morbilidade otológica é multiplicado por 6,76. Um ambiente pouco saudável para a criança duplicava o risco.

Tabela 23: Análise de regressão logística multivariada de factores relacionados com a otologia

Morbidade

S.Nr.	Factores	OR não ajustado	AOR	IC (95%)*	valor p*
1	Género (feminino)	1.25	1.16	0.58-2.07	0.75
2	Estatuto académico de chefe de família [analfabeto]	7.61	1.6	0.66-4.14	0.33
3	Estatuto académico de Mãe [analfabeta]	3.18	2.4	1.25-4.99	0.001
4	Classe socioeconómica [Camada inferior].	9.26	7.52	3.40-16.65	0.001
5	Tipo de família [família nuclear]	5.63	4.84	2.49-9.43	0.001
6	Orçamento Um bairro mal conservado	2.4	2.00	1.02-3.92	0.04
7	Aleitamento materno exclusivo durante os primeiros 6 meses	1.12	1.24	0.63-2.44	0.52
8	História da bofetada	4.52	5.14	0.77-33.95	0.08
9	Coryza [Presente]	13.70	15.17	7.37-31.22	0.01
10	Não vacinado/parcialmente vacinado	10.82	6.76	3.50-13.04	0.01

*para o rácio de probabilidades ajustado (AOR)

5.4 Comportamento de procura de cuidados de saúde em caso de doença do ouvido

a) Prática de limpeza dos ouvidos

Tabela 24: Prática de limpeza dos ouvidos pela equipa de enfermagem.

	Rural N (%)	Urbano N (%)	Total N (%)	Qui-quadrado, df, p-valor
Regularear Limpeza prática disponível	290 (78.8)	319 (86.9)	609 (82.9)	8.52, 1, 0.004
Sem limpeza regular dos ouvidos	78 (21.2)	48 (13.1)	126 (17.1)	
Total	368 (100)	367 (100)	735 (100)	

A análise revelou que 82,9% dos prestadores de cuidados limpavam os ouvidos das crianças (78,8% nas zonas rurais e 86,9% nas zonas urbanas). Cerca de 17,1% de todas as amas não limpavam as orelhas dos seus filhos. (Tabela 24, Figura 20)

Fig. 20: Práticas de limpeza dos ouvidos nas zonas rurais e urbanas

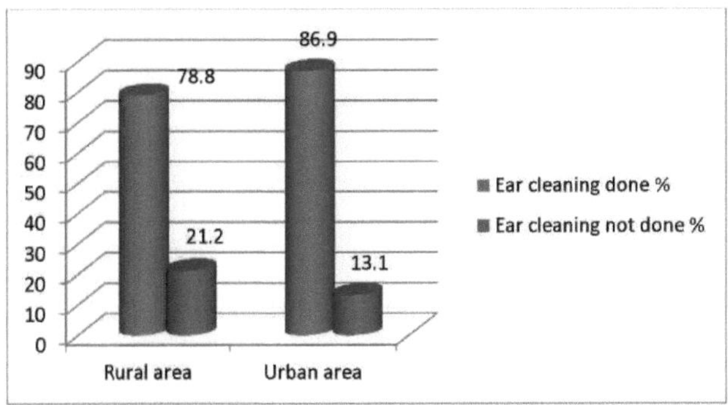

b) Diferentes métodos de limpeza dos ouvidos:

A Tabela 25 mostra que a maioria dos cuidadores usava palitos de ouvido (47,2) para limpar os ouvidos da criança. A segunda prática mais comum entre os prestadores de cuidados foi a utilização de remédios caseiros (21,4%), tais como óleo de mostarda ou uma mistura de óleo com cebola ou pasta de alho, etc. Uma toalha/lenço foi utilizada por 12,4% dos prestadores de cuidados. Uma toalha/lenços de papel foi utilizada por 12,4% dos prestadores de cuidados, um fósforo/lápis por 9,1%, um médico por 4,1%, um produto de limpeza local para os ouvidos por 3,1% e peróxido de hidrogénio (H_2O_2) por 4,1%.

Quadro 25: Métodos de limpeza das orelhas

S.Nr.		Rural N (%)	Urbano N (%)	Total N (%)
1	Óleo / Produtos para o lar	97 (26.4)	60 (16.3)	157 (21.4)
2	Fósforo/lápis	41 (11.1)	26 (7.1)	67 (9.1)
3	Tampões para os ouvidos	160 (43.8)	187 (50.9)	347 (47.2)
4	**Toalha/lenço de mão**	34 (9.2)	57 (15.5)	91 (12.4)
5	**Peróxido de hidrogénio, H2O2**	7 (1.9)	13 (3.5)	20 (2.7)
6	**Médico/gotas auriculares**	12 (3.3)	18 (4.9)	30 (4.1)
7	**Limpador de ouvidos local**	17 (4.6)	6 (1.6)	23 (3.1)
	Total	368	367	735

c) Prestador de cuidados de saúde contactado por queixas relacionadas com os ouvidos:

O quadro 26 mostra que a maior percentagem de prestadores de cuidados (24,4%) recorreu a charlatães para tratar problemas menores de ouvido. A percentagem de prestadores de cuidados que recorreram a um médico particular, a um médico AYUSH ou a um centro de saúde público foi de 21%, 11% e 31%, respetivamente. Cerca de 6,5% dos prestadores de cuidados recorreram a farmacêuticos para obterem ajuda imediata e 2,6% a Dais. 3% dos inquiridos não souberam responder à pergunta.

Quadro 26: Prestadores de cuidados de saúde consultados para doenças relacionadas com o ouvido

S.Nr.	Prestador de cuidados de saúde	Rural N (%)	Urbano N (%)	Total N (%)
1	Médico particular	70 (19)	86 (23.4)	156 (21.2)
2	Ayurveda/Homeopatia	36 (9.8)	46 (12.5)	82 (11.2)
3	Charlatão	112 (30.4)	67 (18.3)	179 (24.4)
4	Centro de saúde	97 (26.4)	130 (35.4)	227 (30.9)
5	Dai	14 (3.8)	5 (1.4)	19 (2.6)
6	Farmacêutico	23 (6)	27 (7.1)	50 (6.5)
7	Não sei	16 (4.3)	6 (1.6)	22 (3)
	Total	368	367	735

d) Medidas imediatas em caso de entrada de um corpo estranho no ouvido da criança

Tentámos identificar as medidas imediatas tomadas pelos prestadores de cuidados das crianças que referiram ter um corpo estranho no ouvido. A maioria dos inquiridos (7) consultou um médico, 2 inquiridos recorreram a charlatães locais, 2 tentaram remover o corpo estranho sozinhos e 1 inquirido colocou óleo no ouvido da criança, pensando que o corpo estranho sairia sozinho (Tabela 27).

Quadro 27: Medidas imediatas em caso de entrada de um corpo estranho no ouvido de uma criança

Medidas imediatas	Rural N	Urbano N	Total N	Valor p exato de Fischer
Tentativas de retirar o FB de si próprio	1	1	2	0.83

	5	2	7	
Médico visitado imediatamente				
Charlot visitou	1	1	2	
Deitar óleo no ouvido	1	0	1	
Total	8	4	12	

e) Medidas a tomar pelos pais em caso de infeção do ouvido :

A Tabela 28 mostra as medidas habituais adoptadas pelo prestador de cuidados quando a criança se queixa de dores de ouvido.

Podemos assim concluir que o mesmo número de prestadores de cuidados consultou um médico e um charlatão, 25% cada.

O segundo método mais utilizado foi colocar óleo quente com alho (20%) ou óleo quente simples (15%) no ouvido da criança. 6,2% dos prestadores de cuidados preferiram utilizar medicamentos locais.

farmacêuticos e 3,1% preferiam tomar os seus próprios medicamentos. 3,1% dos inquiridos não responderam à pergunta.

Quadro 28: Medidas adoptadas pelos pais em caso de otalgia

S.Nr.	Acções	Rural N (%)	Urbano N (%)	Total N (%)
1	O Charlatão visitou	101 (27.4)	89 (24.2)	190 (25.8)
2	Visita do médico	73 (19.8)	112 (30.5)	185 (25.1)
3	Óleo quente misturado com Alho	79 (21.4)	68 (18.5)	147 (20)
4	Encher com óleo quente	58 (15.7)	57 (15.4)	115 (15)
5	Medicina tática de Farmacêutico	31 (8.4)	15 (4.1)	46 (6.2)
6	Tomar analgésicos	17 (4.6)	11 (2.9)	28 (3.8)

7	Não sei	9 (2.4)	14 (4)	23 (3.1)
	Total	368	367	735

f) Acções que podem ser prejudiciais para os ouvidos, segundo a lista dos pais:

Neste estudo, cerca de 92% dos prestadores de cuidados afirmaram que os paus nos ouvidos são prejudiciais. A música alta surge em segundo lugar (77%), seguida dos paus/lápis nos ouvidos (67%), dos gritos nos ouvidos (64,8%) e das bombinhas (49%). A água dos lagos foi citada como prejudicial por 46,9% e a água limpa da torneira por 12,5%. Os remédios caseiros, como colocar óleo nos ouvidos, foram citados como prejudiciais aos ouvidos por 28% das pessoas, as bofetadas por 14,8% e o uso de tampões para os ouvidos por 3,6%. (Quadro 29)

Quadro 29: Actividades susceptíveis de serem prejudiciais para os ouvidos, segundo os pais* :

S.Nr.	Acções	Rural N (%)	Urbano N (%)	Total N (%)
1	Introduzir a bengala nas orelhas	281 (76.3)	295 (80.3)	676 (91.9)
2	Música alta	272 (73.9)	301 (82)	573 (77.9)
3	Introduzir o lápis na orelha	213 (57.8)	280 (76.2)	493 (67)
4	Gritando nos teus ouvidos	225 (61.1)	252 (68.6)	477 (64.8)
5	Ruído de fogos de artifício	181 (49.1)	184 (50.1)	365 (49.6)
6	Água do lago	168 (45.6)	177 (48.2)	345 (46.9)
7	Água da torneira limpa	42 (11.4)	50 (13.6)	92 (12.5)
8	Colocar óleo nos ouvidos	85 (23.1)	120 (32.6)	205 (27.8)
9	Bofetadas	37 (10)	72 (19.6)	109 (14.8)
10	Utilização de tampões para os ouvidos	11 (2.9)	16 (4.3)	27 (3.6)

- O inquirido podia escolher mais do que uma opção como resposta.

6. DISCUSSÃO

O presente estudo, intitulado **"Doenças frequentes do ouvido entre as crianças de Deli"**, foi realizado para avaliar a prevalência de doenças frequentes do ouvido entre as crianças das escolas primárias rurais e urbanas. O estudo também teve como objetivo avaliar os factores de risco associados às doenças do ouvido e o comportamento habitual dos pais na procura de cuidados médicos para as doenças do ouvido. Foram feitos esforços para comparar os resultados deste estudo com resultados semelhantes a nível nacional e internacional.

6.1 <u>Perfil sócio-demográfico dos participantes no estudo :</u>

Idade: 735 crianças em idade escolar, com idades entre 5 e 11 anos, foram incluídas no presente estudo. [22]Aggarwal A.K. etal descobriram no seu projeto ICMR que as anomalias timpânicas estavam presentes em 6,2% das crianças com menos de 1 ano, 14,7% com 1-5 anos, 39,4% com 5-10 anos e 39,8% com >10 anos. Foi, portanto, lógico realizar o presente estudo no grupo etário de 5-11 anos, dado que esta população está em alto risco de várias doenças otológicas evitáveis. Além disso, na faixa etária de 4-11 anos, estima-se que haja uma perda auditiva de 5% a 21% devido a várias doenças otológicas. [23,856261575639]Autores como Chadha et al. , Ozkiris et al. , Williams et al. , Adhikari et al. , Al khabori et al. e muitos outros realizaram estudos numa faixa etária semelhante à do presente estudo.

Género: No presente estudo, 55,2% dos participantes eram do sexo masculino e 44,2% do sexo feminino. A elevada predominância do sexo masculino no grupo de estudo é explicada pelo rácio entre os sexos em Deli, que é de 866, de acordo com o Relatório Anual do Registo de Nascimentos e Óbitos de Deli, 2014.[86] O sexo é discutido em pormenor mais adiante, na secção Factores de risco.

Nível de instrução dos membros da família: no presente estudo, 89,3% dos indivíduos tinham um chefe de família alfabetizado (em cerca de 90% das famílias, o chefe era o pai) e 80,5% tinham uma mãe alfabetizada. Estes resultados são coerentes com os do Censo da Índia de 2011 para Deli (91% e 80% de taxas de literacia masculina e feminina, respetivamente).[87]

Local do parto: [88]O presente estudo revelou que a percentagem de partos institucionais foi mais elevada (80,4%) do que a determinada no estudo da UNICEF (70%) e no NFHS-3 (59%).[89] Mais de 80% das mães eram alfabetizadas, o que também explica a elevada percentagem de partos institucionais. Outra razão prende-se com o facto de estas regiões, Barwala e Gokulpuri, serem as zonas de captação do RHTC [Rural Health Training Centre] e do UHC [Urban Health Centre], que estão afiliados ao Maulana Azad Medical College em Deli, e de as mulheres grávidas que chegam a estes centros de formação serem encaminhadas para partos institucionais.

6.2 <u>Prevalência de perturbações otológicas :</u>

6.2.1 Prevalência global de perturbações otológicas :

No presente estudo, a prevalência geral de distúrbios otológicos foi de 20,6%, 25,5% em escolares da zona rural e 15,8% em escolares da zona urbana.

[33]De acordo com um estudo turco conduzido por Erdivanli OC etal em 2012, a prevalência de distúrbios otológicos foi de 14,7% em crianças de 4-6 anos e 13,9% em crianças de 7-9 anos. Essa prevalência é menor do que a do presente estudo, pois o estudo turco envolveu apenas grupos etários pequenos. [47]Mishra A etal verificou que a prevalência de lesões auditivas devidas a doenças do ouvido passíveis de correção era de 15,14% em crianças de escolas rurais, em comparação com 5,9% em crianças urbanas. Embora esta prevalência seja inferior à do presente estudo, também reflete o padrão de maior prevalência de doenças do ouvido nas crianças das zonas rurais em comparação com as das zonas urbanas. Num estudo realizado em

[90]China por Ding etal em 2011, foram observados limiares auditivos mais elevados nos rapazes das zonas rurais do que nas cidades.

[40]De acordo com um estudo efectuado por Godinho RN etal em 2001, a prevalência de doenças do ouvido em crianças em idade escolar entre os 6 e os 18 anos foi de 23,8%. [48,42]Jacob A etal encontrou uma prevalência global de 21% em crianças de 6 a 10 anos em 1997, enquanto Minja BM etal encontrou uma prevalência de doença otológica de 21% em escolares rurais e 16,1% em escolares urbanos na faixa etária de 5 a 12 anos em 1996. Esses resultados são quase idênticos à prevalência encontrada no presente estudo.

[57]Os estudos que mostraram uma prevalência de morbilidades mais elevada do que o presente estudo incluem Williams etal de 2009, que encontrou uma prevalência de doenças do ouvido de 42% em crianças com idades compreendidas entre os 4 e os 12 anos, [38,41]Westerberg BD etal de 2008, que encontrou uma prevalência de morbidades otológicas de 41% em crianças, Olsunya BO et al de 2000, que encontrou uma prevalência de doenças do ouvido de mais de 50% em crianças de 4 a 10 anos. [22]Aggarwal AK etal relataram em 2013 que 34% das crianças que vivem em áreas rurais e 27,6% das crianças que vivem em áreas urbanas sofriam de doenças do ouvido. [46]Em 2005, Bandhopadhyay R etal registou uma prevalência de 55,8% em crianças de escolas primárias rurais e 43% em crianças de escolas primárias urbanas. A maior morbilidade global do ouvido nos estudos acima referidos explica-se pela faixa etária mais alargada incluída no seu estudo. A prevalência mais elevada nas crianças das zonas rurais pode dever-se ao seu baixo estatuto socioeconómico, ao acesso limitado a prestadores de cuidados de saúde, ao facto de haver mais charlatães a gerir clínicas de sucesso nas zonas rurais, à pouca sensibilização para as doenças do ouvido e a comportamentos pouco saudáveis na procura de cuidados de saúde.

6.2.2 Prevalência de várias morbilidades otológicas

Neste estudo, a prevalência de OMAE foi de 2,1% [3,5% nas áreas rurais e 0,8% nas áreas urbanas], a prevalência de OMCS foi de 4,8% [6,8% nas áreas rurais e 3% nas áreas urbanas], a inoculação de corpos estranhos foi de 1,5% [1,5% nas áreas rurais e 0,8% nas áreas urbanas] e a prevalência de OMCS foi de 1,5% [1,5% nas áreas rurais e 0,8% nas áreas urbanas].

A prevalência de otite externa foi de 1,6% [2,2% no campo e 1,1% na cidade], a prevalência de otite externa foi de 0,8% [0,5% no campo e 0,3% na cidade] e a prevalência total de obstrução cerosa foi de 11,4% [12,5% no campo e 10,6% na cidade]. Mais uma vez, podemos constatar que a maioria das morbilidades é mais comum em crianças de escolas rurais do que em crianças de escolas urbanas. Chadha SK etal62 descobriram em seu estudo de 2013 com crianças de 5 a 12 anos que a prevalência de inoculação de cera foi de 7,93%, OMCS 4,79%, OMAE 0,65% e corpos estranhos 0,34%. Esses resultados são semelhantes aos do presente estudo.

[60]Rijal AS etal relataram uma prevalência mais elevada de doenças do ouvido no seu estudo de 2011 no Nepal de indivíduos com idades entre 1 e 12 anos do que no presente estudo: vacinação contra cerume 40,2%, OMAA 24,3%, OMCS 17,7%, otite externa 7,5% e vacinação contra corpo estranho 2,3%. [54]Em 2007, Akinpelu et al relataram a prevalência de várias morbidades otológicas evitáveis em um estudo nigeriano de crianças com idades entre 1 e 16 anos: vacinação contra cerume 5,9%, OMCS 34%, OMAE 7%, vacinação contra corpo estranho 5,3% e otite externa 0,9%. Estas grandes diferenças na prevalência podem possivelmente dever-se ao facto de os critérios de inclusão e de diagnóstico utilizados nos diferentes estudos serem diferentes.

[56]Em 2009, Adhikari et al relataram no seu estudo realizado nas zonas rurais do Nepal em indivíduos com idades entre os 5 e os 13 anos que a impactação de cerúmen era de 62%, a OMCS de 7,2%, a otite externa de 1,4% e a impactação de corpo estranho de 1,2%. [55]Em 2008, os mesmos autores, Adhikari et al, realizaram um estudo semelhante em áreas urbanas do Nepal, e os resultados foram os seguintes: Impactações por cera 60,6%, CSOM 5,7%, ASOM 1,4%, otite externa 1% e impactações por corpo estranho 0,4%. Por conseguinte, estes autores nepaleses concluíram também que a prevalência de várias doenças do ouvido era mais elevada nas crianças das zonas rurais do que nas crianças das zonas urbanas.

No presente estudo, a prevalência da vacinação contra a cera foi a mais elevada de todas as doenças registadas, com 11,4% (12,5% na zona rural e 10,6% na zona urbana). [91]Em 2011, Eziyi et al relataram uma prevalência de vacinação contra cerume de 46,7% em crianças de 6 a 12 anos.

[54]Em um estudo realizado na Nigéria por Akinpelu et al. , é surpreendente encontrar uma taxa muito baixa de vacinação contra cerume (5,9%) em comparação com o presente estudo. Este facto pode ser explicado pela prática saudável de limpeza dos ouvidos na população estudada. [394042]Al Khabori et al relataram uma prevalência de inoculação de cerume de 11,7% em crianças de 5 a 12 anos de idade, Godinho et al relataram em 2001 uma prevalência de 12,4% em crianças brasileiras urbanas de 6 a 18 anos de idade, Minja et al compararam em 1996 crianças rurais e urbanas de 5 a 12 anos de idade e encontraram uma prevalência de 20,5% em crianças rurais e 14,4% em crianças urbanas. Esta prevalência é comparável à do presente estudo. [504148]Rao et al referiram em 2002 uma prevalência de 86% em crianças rurais com idades compreendidas entre os 4 e os 10 anos no sul da Índia, Olsunya et al referiram em 2000 uma prevalência de 42% em crianças nigerianas com idades compreendidas entre os 4 e os 10 anos, Jacob et al referiram em 1997 uma prevalência de 29,8% de impressões cerosas em crianças rurais com idades compreendidas entre os 6 e os 10 anos em Tamil Nadu. Esta prevalência é mais elevada do que no presente estudo, o que pode dever-se aos diferentes critérios de diagnóstico e grupos etários incluídos no estudo.

a) CSOM :

Neste estudo, a prevalência de OMCS foi de 4,8% [6,8% nas áreas rurais e 3% nas cidades]. [92]Em 1997, Bluestone publicou um artigo de revisão no qual elaborou uma lista de estudos relevantes, mostrando que a prevalência mais baixa de OMCS foi observada em países industrializados como a Dinamarca, Finlândia, Estados Unidos e Reino Unido, enquanto a prevalência mais elevada foi observada em Alsaka, Gronelândia e Canadá, bem como entre os aborígenes australianos. Os países da Ásia, África, Ilhas do Pacífico, etc., comunicaram prevalências entre 1,4% e 6%. [6261]Em 2013, Chadha et al relataram 4,8% de OMCS, Ozkiris et al em 2012 relataram uma prevalência de OM de 3,37% em crianças turcas com idades entre 7-13 anos. Em 2003, Ologe et al [52]

A prevalência de OMCS em crianças nigerianas com idades compreendidas entre os 5 e os 18 anos, residentes em zonas rurais e urbanas, foi de 6% e zero, respetivamente. [5042 48]Rao et al. registaram, em 2002, uma prevalência de 4,5% de CCEO em crianças com idades compreendidas entre os 4 e os 10 anos no Sul da Índia, Minja et al. compararam, em 1996, a prevalência de CCEO em crianças tanzanianas com idades compreendidas entre os 5 e os 12 anos que viviam em zonas rurais e urbanas e registaram 9,5% e 1,3%, respetivamente, e Jacob et al. registaram uma prevalência de 7,8% de CCEO em crianças com idades compreendidas entre os 6 e os 10 anos. Estes resultados são consistentes com os do presente estudo.

[596057] Em 2011, Auinger et al relataram 68,2% de OM em crianças americanas com idade inferior a 6 anos, Rijal et al relataram 17,7% de OMCS em crianças nepalesas com idade entre 0 e 12 anos em 2011, Williams et al relataram (2009) 42% de OM e 1,7% de OMCS em crianças australianas com idade entre 4 e 12 anos. [36]No estudo de 2009 de Waqar et al. , a prevalência de OMCS foi de 12,7% em escolas públicas e 7% em escolas públicas. [54]Akinpelu et al. relataram em 2007 que 34% das crianças com idade entre 1 e 16 anos tinham OMCS. Em comparação com o presente estudo, essa prevalência é significativamente maior. Isso pode ser explicado pelos diferentes critérios diagnósticos e pela faixa etária mais ampla levada em consideração nos estudos supracitados.

b) ASOM :

[93]Num relatório britânico de Ross AK et al , envolvendo 10.000 crianças, a otite média aguda foi responsável por um em cada dez episódios de doença antes dos três anos de idade. [ndrd]A incidência de otite média aguda no primeiro ano de vida foi de 11,5%, aumentando para 28,6%

e 30,8% aos 2 e 3 anos, respetivamente. [62436054]A prevalência de OMA variou de 0,65% em

(2013) Chadha etal , 0,69% em (1996) Chayarpham etal a 24,3% em (2011) Rijal etal e 7% em

Akinpelu etal (2007). No presente estudo, a prevalência de OMAE foi de 2,1% [3,5% rural e

0,8% urbana], o que se enquadra na faixa acima. Há poucos estudos comparando a prevalência

de OMAs em populações rurais e urbanas.

c) Impactação de corpo estranho :

A impactação de corpos estranhos no ouvido é um problema frequente nas crianças.[17,94] A

introdução intencional de corpos estranhos é responsável por quase 70% dos corpos estranhos

no ouvido.[95] A irritação devida a doenças pré-existentes do ouvido pode ser um fator

predisponente para a introdução de corpos estranhos.[96] Entre os corpos estranhos

frequentemente encontrados nas orelhas das crianças estão contas, insetos, pedaços de papel,

grãos, pedras, pontas de lápis, contas térmicas, entre outros.[17] No presente estudo, a prevalência

de implante de corpo estranho foi de 1,6% [2,2% nas áreas rurais e 1,1% nas cidades]. [56]Em

2009, Adhikari et al registaram 1,2% de implantes de corpos estranhos em crianças nepalesas

rurais com idades compreendidas entre os 5 e os 13 anos, o que é semelhante ao resultado do

presente estudo.

[62 55]A prevalência de corpos estranhos auriculares é menor do que no presente estudo: Chadha

etal 0,34% em crianças indianas com idades entre 5-12 anos (2013) e Adhikari etal 0,4% em

crianças nepalesas urbanas (2008). A razão para esta prevalência mais baixa é o facto de estes

estudos terem sido realizados na população urbana.

[60]Em 2011, Rijal et al registaram 2,3% de inoculações de corpos estranhos em crianças dos 0

aos 12 anos. [54]Akinpelu et al registaram (2007) 5,3% de corpos estranhos em crianças nigerianas

com idades compreendidas entre 1 e 16 anos. Estes estudos reflectem a elevada prevalência de implantação de corpos estranhos devido ao grupo etário mais velho abrangido.

d) Otite externa :

A otite externa é uma inflamação do canal auditivo. Pode ser infecciosa (bacteriana, fúngica, viral) ou reactiva (eczematosa, seborreica, atópica).[17] No presente estudo, a prevalência de otite externa foi de 0,8% [0,5% em áreas rurais e 0,3% em áreas urbanas]. [54]Akinpelu et al relataram uma prevalência de 0,9% de otite externa em crianças nigerianas. Este resultado coincide com o do presente estudo.

[60][56]Rijal et al. registaram uma prevalência de 7,5% de otite externa, Adhikari et al. registaram 1,4% de OE em crianças nepalesas rurais com idades compreendidas entre os 5 e os 13 anos. [55]Os mesmos autores, Adhikari et al , registaram 1% de otite externa em crianças nepalesas urbanas. [50]Um estudo efectuado por Rao et al. em crianças em idade escolar na zona rural do Sul da Índia registou otite externa fúngica em 1,7% das crianças.

A baixa prevalência de otite externa no presente estudo pode ser atribuída a uma boa cobertura vacinal, que ajuda a combater doenças como o sarampo, que são frequentemente a causa de OM e OE.

[97]Em 1997, Rowland e outros examinaram todos os casos de otite externa registados durante um período de 12 meses a partir de uma base de dados de médicos de clínica geral do Reino Unido. Verificaram que a prevalência de 12 meses de otite externa era de 1,2% nos homens e de 1,3% nas mulheres.

6.3 Factores de risco para doenças otológicas :

6.3.1 Factores de risco sociodemográficos

a) sexo :

No presente estudo, verificou-se que a prevalência de doenças do ouvido era mais elevada nas raparigas (22,5%) do que nos rapazes (19,2%). A Tabela 6 mostra que, nas escolas rurais, as doenças infecciosas do ouvido são mais comuns entre as meninas. A prevalência de OMCS foi de 6,4% e 3,7% nas raparigas, OMAE 2% nos rapazes e 2,4% nas raparigas, corpos estranhos no ouvido 2,2% nos rapazes e 0,9% nas raparigas, otite externa 0,7% nos rapazes e zero nas raparigas e inoculação de cerúmen 10,6% nos rapazes e 12,8% nas raparigas (p>0,05). [64]Shaheen M M etal relataram uma maior prevalência de OMCS em meninas (5,7%) do que em meninos (4,7%) em seu estudo de 2012 com crianças em idade escolar de 4 a 12 anos. A maior prevalência entre as raparigas do que entre os rapazes pode ser explicada pela indiferença social e familiar em relação a elas. Os cuidados auditivos das mulheres são os mais negligenciados e as pessoas só levam as filhas a um otorrinolaringologista quando têm idade para casar. [2273]Um estudo de base comunitária efectuado por Upadhyay et al no Nepal em 2001 revelou uma maior prevalência de doenças do ouvido nas mulheres do que nos homens. Os autores explicaram este facto pelo facto de, na altura do estudo, as mulheres estarem mais em casa, enquanto os homens geralmente saíam para trabalhar.

[63]Os resultados do presente estudo contrastam com os de Absalan A etal que, em 2013, encontraram uma perda auditiva condutiva de 8,8% em homens e menos (7,1%) em mulheres entre crianças do ensino primário no Irão. [98]Num estudo realizado por Kalpana R em 1997 entre crianças urbanas e semi-urbanas do ensino primário em Pune, a prevalência de perda auditiva evitável foi maior entre os rapazes (6,8%) do que entre as raparigas (4,2%). [99]Um estudo de 2011 por Muftah S et al. encontrou uma prevalência quase igual de OMCS em rapazes (7,1%) e raparigas (7%) com idades entre 6-16 anos entre crianças em idade escolar no Iémen. A prevalência mais baixa ou igual de OMCS nas raparigas em comparação com os rapazes nestes estudos pode dever-se aos ambientes urbanos e ao estatuto socioeconómico mais elevado em que estes estudos foram realizados, sugerindo que os rapazes e as raparigas são igualmente

favorecidos nestas áreas. Existem poucos estudos comparando a prevalência de OMAs, corpos estranhos e otite externa em homens e mulheres em populações rurais e urbanas.

b) Nível de instrução do chefe de família e da mãe :

No presente estudo, quanto maior o grau de escolaridade do chefe da família (geralmente o pai) ou da mãe, menor a prevalência de doenças otológicas entre os escolares. A prevalência de OMAE caiu de 8,8% nas famílias em que o chefe da família era analfabeto para 0,25% quando o chefe da família tinha nível de escolaridade superior ou mais. Da mesma forma, a prevalência de OMCS caiu de 26,6% para 1,5%, a de exposição a corpos estranhos de 6,3% para 0,3%, a de otite externa de 2,5% para zero e a de exposição a cerume de 26,6% para 5,2% [p<0,01]. A prevalência total de doenças do ouvido foi de 69,6%, 23,1% e 5,9%, respetivamente, nas crianças cujo chefe de família era analfabeto, tinha menos de um diploma do ensino secundário ou tinha um diploma do ensino secundário ou mais. Relativamente ao nível de escolaridade das mães, a prevalência de OMAA diminuiu de 5,6% para 0,3% quando o nível de escolaridade da mãe passou de analfabeto para ensino superior ou mais, a OMCS diminuiu de 16,7% para zero, a inoculação de cera de 17,4% para 1,7 e a inoculação de corpos estranhos de 6,9% para zero. [65][66]Taneja M K etal e Yiengprugsawan V et al descobriram que ""[87][1]

que a prevalência de distúrbios otológicos em crianças diminui à medida que o nível educacional do pai ou da mãe aumenta. [100][101]Amusa YB et al e Chung JH etal descobriram que a prevalência de OM mostrou uma forte relação inversa com o nível educacional materno. [102]Humaid AH et al relataram (2014) que a educação materna abaixo do ensino médio é um fator de risco para doenças do ouvido em crianças (OR 2,1, IC 1,6-3,8). [64]Em 2012, Shaheen M M et al descobriram que a OMCS era mais comum em crianças de mães analfabetas (7,4%) do que em crianças de mães instruídas. [71]Srikanth S et al. descobriram no seu estudo (2009) que as mães com formação académica eram mais propensas do que as mães sem formação a limpar regularmente os ouvidos

dos seus filhos para remover a cera do ouvido, pois acreditavam que isso evitaria doenças do ouvido (p=0,05). Todos estes resultados são consistentes com os do presente estudo.

c) Classe socioeconómica :

No presente estudo, verificamos que quanto maior o nível socioeconómico da família, menor a prevalência de OMCS, de 10,7% na classe baixa alta para 2,6% na classe média alta. Da mesma forma, a prevalência da inoculação de cerume diminuiu nas classes socioeconómicas mais elevadas: de 42,9% na classe baixa para 5,1% na classe média alta. Numerosos estudos demonstraram este facto. [64]Shaheen M. M. et al. verificaram que 63,6% das crianças com OMCS pertenciam à classe socioeconómica mais baixa. [69]Da mesma forma, Lasisi et al. relataram que 63,6% das crianças com deficiência auditiva pertenciam à classe socioeconómica mais baixa. [6850]Czechowicz et al. e Rao et al. chegaram a conclusões semelhantes. A elevada prevalência entre as crianças de baixo estatuto socioeconómico pode ser explicada por práticas insalubres, sobrelotação e acesso mais difícil a instalações de cuidados de saúde.

d) Tipo de família :

No presente estudo, os distúrbios otológicos foram mais frequentes em crianças de famílias nucleares do que em crianças de famílias conjuntas. Em concordância com estes resultados,

[71]Srikanth etal verificou que os cuidadores de crianças de famílias nucleares estavam menos conscientes dos factores de risco da OM e, por isso, foi observada uma prevalência mais elevada. A baixa prevalência observada no presente estudo entre as crianças de famílias mistas pode ser explicada pelo facto de as famílias mistas terem mais prestadores de cuidados, como os avós, e de, quando os pais estão ocupados, serem os avós a tomar conta da criança. [67]Kiris et al. verificaram que a prevalência era muito mais elevada nas famílias numerosas. [102]Humaid AI et al. descobriram no seu estudo que o tamanho da família com mais de 4 membros no agregado

familiar é um fator de risco para a doença do ouvido (p<0,0001; OR= 4,45, 95% CI: 2,23-8,88). Nos estudos acima referidos, as famílias mais numerosas referem-se a famílias com mais filhos (>3) por casal.

e) Limpeza da casa e do bairro:

O presente estudo revelou que a prevalência de OMAs foi de 1% em ambiente limpo e 4,7% em ambiente não limpo. A prevalência de OMCS foi de 0,8% em ambiente limpo e 13,6% em ambiente não limpo. A prevalência de otite externa também foi menor em ambientes limpos (0,2%) do que em ambientes não limpos (0,9%). [64]Shaheen M M etal encontraram uma prevalência de OMCS de 9,3% num ambiente não limpo em comparação com 4,5% num ambiente limpo. [727371]Baille R et al. , Upadhyay et al. e Srikanth et al. também concluíram que a prevalência de doenças do ouvido de etiologia infecciosa variava inversamente com a limpeza do ambiente imediato da criança.

6.3.2 Factores de risco biológicos :

a) Aleitamento materno exclusivo durante os primeiros 6 meses de vida:

No presente estudo, verificou-se que, de todos os participantes do estudo, aqueles que foram amamentados exclusivamente nos primeiros seis meses de vida apresentaram menor prevalência de OMA e cerume do que aqueles que não foram amamentados exclusivamente. A prevalência de OMCS foi quase idêntica nos dois grupos. [103]Duncan B et al. verificaram que os bebés que tinham sido amamentados exclusivamente durante 4 anos

ou mais tiveram, em média, metade dos episódios de otite média aguda do que os bebés que não foram amamentados, e 40% menos do que os bebés cuja dieta foi complementada com outros alimentos antes dos quatro meses de idade. A taxa de otite média recorrente foi de 10% nos bebés amamentados exclusivamente durante 6 meses ou mais e de 20,5% nos bebés amamentados durante menos de 4 meses. [104]Dewey K G et al. verificaram que a percentagem de OMA foi 19% inferior e a percentagem de OMCS foi 80% inferior em bebés amamentados do que em bebés alimentados com fórmulas. [105,65,66,68] Resultados semelhantes foram citados por Sassan M L et al , Taneja MK , Yiengprugsawan V et al em crianças dos 4 aos 11 anos e por Czechowicz et al em crianças em idade escolar. O aleitamento materno exclusivo aumenta a imunidade da criança e protege-a contra agentes infecciosos externos no futuro. É por isso que a prevalência de doenças do ouvido é menor em crianças amamentadas exclusivamente. [106,100]No entanto, Gultekin E et al, no seu estudo com crianças do ensino primário, e Amusa YB et al, no seu estudo com crianças de 1 a 12 anos, verificaram que a duração do aleitamento materno e a prevalência de OMA não estavam relacionadas.

b) História da bofetada :

No presente estudo, a prevalência total de OMCS foi de 31,8% nos indivíduos que sofreram bofetadas e 4,1% nos que não sofreram. A prevalência de OMAE foi maior naqueles que haviam levado uma bofetada [4,5%] do que naqueles que não haviam levado [2,1]. [45]De acordo com Rathore P K etal , a frequência de secreção auricular foi de 21,4% em crianças com história de abuso auricular. [107]Num estudo realizado por Obiedi S H , 27,5% das perfurações traumáticas do ouvido deveram-se a uma pancada na cara. [108]Afolabi O A et al verificaram que 35,9% das perfurações traumáticas no grupo etário dos 6 meses aos 50 anos se deviam a pancadas.

c) Historial de imunização

No presente estudo, as crianças totalmente vacinadas estavam significativamente protegidas contra morbilidades otológicas infecciosas. A OMA ocorreu em 0,9% das crianças totalmente vacinadas.

vacinadas e 5,8% das crianças com vacinação incompleta ou não vacinadas. A prevalência de OMCS foi de 1,5% nas crianças totalmente vacinadas e de 14,8% nas crianças não vacinadas/parcialmente vacinadas. [75]Bansal R et al constataram que, antes da introdução da vacina, 3-10% dos casos de surdez adquirida em crianças eram devidos ao sarampo, mas que, com a introdução da vacina, este valor desceu para 1 em 1000. [109]Blanchard R D et al. verificaram que a vacinação reduziu a otite média aguda em crianças em 77%. [100]Em contrapartida, Amusa Y B et al. referiram que não existia uma associação estatística entre a ocorrência de otite média e a vacinação (p>0,05). No entanto, 3 crianças apresentaram otite média associada à infeção por sarampo.

d) Coryza :

No presente estudo, verificou-se que as crianças cujos pais relataram episódios freqüentes de rinite em seus filhos apresentaram maior prevalência de morbidades otológicas do que as crianças que não relataram episódios de rinite. Entre as crianças que relataram resfriado, a prevalência de OMCS foi de 17,6%, contra 1,2% das que não relataram. Não foram relatados casos de OMA e OE entre os alunos que não tinham história de rinite. Verificou-se também que a inoculação de cerume foi significativamente associada ao resfriado comum. [7348106]Esses resultados estão de acordo com os achados de Upadhyay et al , Jacob et al e Gultekin E etal .

[110]Rupa V et al citaram as infecções do trato respiratório superior como um fator de risco para a OM aguda [OR 2-43, 95% CI 1-43-4-51, P = 0^005].

[111]Chonmaitree M D et al encontraram evidências de infeção viral do trato respiratório superior em 46% (124/271) dos doentes com OMA. Mais doentes com OMA e infeção combinada bacteriana e viral do trato respiratório superior (51%) tinham otite persistente em comparação com doentes com otite bacteriana apenas (35%; $p=0,05$) ou infeção viral apenas (19%; $p<0,01$).

[112]Krystal R et al verificaram que 30% de todas as infecções do trato respiratório superior nos seus indivíduos eram complicadas por uma infeção bacteriana.

por otite média aguda e 8% foram complicadas por sinusite. Humaid Al et al102 também concluíram que a infeção do trato respiratório superior estava associada à OM (p= 0,003; OR= 1,91, 95% CI: 1,24-2,93). Uma vez que o trato respiratório superior e os ouvidos estão anatomicamente ligados, uma infeção num deles leva à propagação da infeção no outro.

6.4 <u>Comportamento de procura de saúde</u> :

a) Práticas de limpeza dos ouvidos :

O estudo atual concluiu que 82,9% dos prestadores de cuidados limpam os ouvidos (78,8% no campo e 86,9% na cidade). [64]Shaheen M M etal concluíram no seu estudo que 56,8% das crianças com idades compreendidas entre os 4 e os 12 anos limpavam os seus ouvidos. [64]Esta prevalência mais baixa foi observada porque o estudo foi realizado em áreas rurais e socioeconomicamente desfavorecidas do Bangladesh. [71]Srikanth S etal referiram que 99,7% dos pais de uma comunidade rural do sul da Índia tinham tendência para limpar os ouvidos dos seus filhos. Esta prevalência mais elevada é explicada pela taxa de literacia mais elevada no sul da Índia.[12]

Este estudo mostra que a maioria dos prestadores de cuidados utiliza palitos (47,2) para limpar os ouvidos das crianças. A segunda prática mais comum foi a utilização de remédios caseiros (21,4%), tais como óleo de mostarda ou uma mistura de óleo e cebola ou pasta de alho, etc. Uma toalha/toalha de mão foi utilizada por 12,4% dos prestadores de cuidados, um fósforo/lápis por 9,1%, um médico por 4,1%, um produto de limpeza local para os ouvidos por 3,1% e peróxido de hidrogénio ($H2O2$) por 4,1%. [71]Srikanth S et al. verificaram que 66,6% dos doentes que sofriam de doenças do ouvido no Sul da Índia usavam palitos para os ouvidos e 67% usavam remédios caseiros para doenças menores. Esta percentagem é superior à do presente estudo. Segundo o autor, tal deve-se ao facto de a taxa de literacia ser mais elevada no Sul da Índia e de as pessoas aí terem as suas próprias ideias sobre medidas preventivas para doenças menores e não considerarem necessário consultar um médico qualificado. [64]Do mesmo modo, Shaheen M M etal referiu que 36,6% dos prestadores de cuidados no Bangladesh utilizavam penas ou madeira e que

varas vegetais, óleo de coco (33,1%), extractos de plantas (15,4%) e água salgada (10%). [76]

Biswas et al. realizaram um estudo com crianças de escolas rurais com idades compreendidas

entre os 4 e os 13 anos no Bangladesh e referiram que mais de 90% dos inquiridos utilizavam

meios não higiénicos para limpar os ouvidos e apenas 5,7% utilizavam um cotonete. A

percentagem mais baixa de utilização de paus e óleos para limpar os ouvidos no presente estudo,

em comparação com os estudos realizados no Bangladesh, pode ser explicada pela taxa de

literacia mais elevada na Índia, em comparação com o Bangladesh. [113]

b) O prestador de cuidados de saúde foi contactado com queixas relacionadas com os ouvidos:

No presente estudo, verificámos que a maior percentagem de famílias (24,4%) recorreu a

charlatães para problemas menores do ouvido. A percentagem de famílias que consultaram um

médico particular, um médico AYUSH ou um centro de saúde público foi de 21%, 11% e 31%,

respetivamente. Cerca de 6,5% dos prestadores de cuidados recorreram a farmacêuticos para

obter ajuda imediata e 2,6% a Dais. [77]No estudo (2014) de Benova et al. , 46,1% das pessoas

que relataram problemas auditivos tinham mencionado o problema pela primeira vez a um

profissional de saúde. [22]Em 2013, Aggarwal A K etal relatou que 89% tinham procurado uma

consulta e os restantes 11% tinham recusado tratamento de um profissional de saúde para o seu

problema de ouvido/ouvido. O padrão de procura de tratamento mostrou que 45,5% dos pais

consultaram otorrinolaringologistas para os seus problemas de ouvido, seguidos por 28% que

consultaram o seu médico de família e 18% que levaram os seus filhos a um centro de saúde.

Poucos pais procuraram tratamento com ayurveda, homeopatas, charlatães, dai, etc., mas alguns

fizeram-no. [76] Biswas et al. descobriram (2005) que 89% das pessoas procuraram tratamento

para doenças do ouvido e 25% delas procuraram aconselhamento junto de um médico de nível primário (médico MBBS) ou de um hospital alopático e 7,14%, 35,71%, 10,71% e 10,71% junto de 'kabiraj', charlatães, médicos homeopatas e vendedores de farmácia, respetivamente. Estes resultados são coerentes com os do presente estudo.

[64]Shaheen M M etal constatou (2012) que cerca de 90% das pessoas recorrem a charlatães ou farmacêuticos para os cuidados de saúde primários. [79]Em 2005, Sreerama R etal salientou que as farmácias eram as mais

[114]Num estudo realizado por Hansen M. P. et al. numa cidade australiana, 86,6% das mães tinham consultado um médico qualificado para o último episódio de OM do seu filho. Esta percentagem elevada pode ser explicada pelo estatuto socioeconómico e nível de educação mais elevados na Austrália, em comparação com o ambiente do presente estudo.

c) estabelecimento de saúde para as dores de ouvido:

No presente estudo, o mesmo número de prestadores de cuidados recorreu a médicos e charlatães (25% cada) para obter ajuda para a dor de ouvidos. A segunda solução mais comum foi deitar óleo quente com alho (20%) ou óleo quente simples (15%) no ouvido da criança. 6,2% dos prestadores de cuidados preferiram obter medicação para a dor de ouvido no farmacêutico mais próximo e 3,1% preferiram tomar a medicação eles próprios. [71]Srikanth S et al. referiram (2009) que a otalgia era mais suscetível de ser tratada seriamente do que a dor de ouvido, com até 50% dos prestadores de cuidados a levarem a criança ao hospital devido a este sintoma, em comparação com 6,4% para a dor de ouvido. [31]No caso da otalgia, apenas 3,9% consultaram um médico qualificado, tal como referido por Guest et al. em 2004. [80]Em 2003, Jimba M et al. referiram que 31% utilizavam remédios caseiros para tratar a dor de ouvido. Das pessoas que procuraram cuidados médicos, 81% consultaram primeiro os curandeiros tradicionais, incluindo 26% que consultaram exclusivamente curandeiros tradicionais, enquanto 55% consultaram primeiro o posto de saúde ou um sub-posto de saúde depois de consultarem um curandeiro tradicional. Os restantes 20% consultaram primeiro o posto de saúde ou auxiliares de saúde do sexo feminino. [79]A análise efectuada por Pillai R. K. et al. revelou que 17% não tinham consultado um médico para dores de ouvido. 88% tinham recebido tratamento alopático e 12% medicina alternativa.

d) Estar atento às acções que podem ser prejudiciais para os ouvidos:

Neste estudo, cerca de 92% dos prestadores de cuidados afirmaram que os paus nos ouvidos são prejudiciais. A música alta surge em segundo lugar (77%), seguida dos paus/lápis nos ouvidos (67%), dos gritos nos ouvidos (64,8%) e das bombinhas (49%). A água dos lagos foi considerada nociva por 46,9% e a água limpa da torneira por 12,5%. Os remédios caseiros, como passar óleo nos ouvidos, foram considerados nocivos para os ouvidos por 28% das pessoas, as bofetadas por 14,8% e o uso de tampões para os ouvidos por 3,6%. [71]Srikanth S et al. referiram que mais de 50% da população tinha lacunas no conhecimento sobre os vários factores de risco da otite média. [22]Os resultados do presente estudo são quase idênticos aos de Aggarwal AK et al. , que concluíram que 63,4% dos pais consideravam que inserir paus no ouvido era o mais prejudicial, seguido de 62,2% dos pais que consideravam que a música alta através do I-Pod e do Walkman era o mais perigoso. 60,2% dos pais consideravam que inserir objectos como lápis era perigoso para os ouvidos. Os pais também estavam conscientes de que razões como gritar ao ouvido, o contacto com fogo de artifício, a água suja do lago, etc., eram causas de lesões nos ouvidos.

7. Conclusões e recomendações

O estudo, intitulado **"Doenças frequentes do ouvido em crianças de Deli"**, foi realizado entre crianças de escolas primárias rurais e urbanas com idades compreendidas entre os 5 e os 11 anos em Deli. A amostra do estudo foi constituída por um total de 735 crianças em idade escolar. Os resultados do estudo são os seguintes:

- A prevalência total de morbilidade otológica foi de 20,6%. Na amostra global estudada, a inoculação de cerume foi a morbilidade mais frequente (11,4%), seguida da otite média crónica purulenta (4,8%), da otite média aguda (2,1%), dos corpos estranhos no ouvido (1,6%) e da otite externa (0,4%).

- A prevalência de todas as morbidades otológicas foi maior em crianças de escolas primárias rurais do que em crianças de escolas primárias urbanas.

- A prevalência global de distúrbios otológicos em crianças do ensino primário rural foi de 25,5%. Entre as crianças das escolas rurais, a inoculação de cerume foi a morbilidade mais comum (12,5%), seguida da otite externa crónica purulenta (6,8%), da otite externa aguda (3,5%), dos corpos estranhos no ouvido (2,2%) e da otite externa (0,5%).

- A prevalência geral de distúrbios otológicos em crianças urbanas do ensino fundamental foi de 15,8%. Entre as crianças urbanas em idade escolar, a inoculação de cerume foi a morbilidade mais comum (10,6%), seguida da otite externa crónica purulenta (3%), da otite externa aguda (0,8%), dos corpos estranhos no ouvido (1,1%) e da otite externa (0,3%).

- Os fatores de risco independentes na análise de regressão logística multivariada para morbidades otológicas foram: Analfabetismo da mãe da criança [OR 2,4, IC 1,25-4,99], classe socioeconómica mais baixa [OR 7,52, IC 3,40-16,65], família nuclear [OR 4,84, IC 2,49-9,43], ambiente insalubre [OR 4,84, IC 2,49-9,43].

[OR 2, IC 1,02-3,92], infecções frequentes do trato respiratório superior [OR 15,17, IC 7,37-31,22] e estado parcial/incompleto de imunização infantil [OR 6,76, IC 3,50-13,04].

- As crianças cujos pais eram analfabetos tinham uma maior prevalência de OMA, OMCS e imunização contra o cerume do que as crianças cujos pais eram instruídos, tanto nas zonas rurais como nas urbanas.

- Verificou-se que o aleitamento materno exclusivo durante os primeiros seis meses em zonas rurais protege contra a otite média aguda.

- Uma história de bofetada foi significativamente associada a uma maior prevalência de OMCS, tanto em áreas rurais como urbanas.

- A maioria dos prestadores de cuidados considera que o ouvido da criança deve ser limpo regularmente [82,9%], tanto nas zonas rurais como nas urbanas.

- Quando questionados sobre a forma como limpavam o ouvido dos seus filhos, a maioria mencionou a utilização de tampões para os ouvidos [47,2%], seguida de remédios caseiros, como óleo [21,4%], toalha/tecido [12,4%], fósforo/lápis [9,1%], médicos qualificados 4,1%, produtos de limpeza locais para os ouvidos 3,1% e peróxido de hidrogénio 2,7%.

- Quando lhes foi perguntado qual o estabelecimento de saúde que os enfermeiros consultariam em primeiro lugar para os problemas relacionados com os ouvidos, a maioria [30,9%] disse centros de saúde públicos, seguidos de charlatães [24,4%], médicos privados [21,2%], praticantes de AYUSH [11,2%], farmacêuticos [6,5%] e Dai (3%).

- Quando se perguntou aos prestadores de cuidados de crianças a quem foi diagnosticado um corpo estranho no ouvido no ano anterior o que fizeram imediatamente quando se aperceberam que o seu filho tinha um corpo estranho no ouvido, 7 em 12 disseram que consultaram imediatamente um médico qualificado.

- Quando questionados sobre o que faziam imediatamente se a criança se queixasse de dores de ouvido, a maioria [35%] disse que punha óleo nos ouvidos da criança, usando diferentes combinações. Quase o mesmo número de pessoas disse ter consultado um médico qualificado [25,1%] e charlatães [25,8%]. Os restantes prestadores de cuidados [10%] recorrem a analgésicos fornecidos pelo farmacêutico ou tomados por eles próprios.

- Quando questionados sobre quais as acções que podem ser prejudiciais para os ouvidos, enfiar um pau no ouvido foi a resposta mais frequente [91,9%], seguida de música alta [77,9%], enfiar um lápis no ouvido [67%], gritos nos ouvidos [64,8%], bombinhas [49,6%], água de lago nos ouvidos [46,95%], óleo nos ouvidos [27,8%], palmadas nos ouvidos [14,8%] e água limpa da torneira nos ouvidos [12,5%].

Recomendações:

- ***Necessidade de uma maior sensibilização para as doenças do ouvido***: São necessárias campanhas intensivas de IEC com estratégias multifacetadas para educar as pessoas sobre as doenças do ouvido, tanto nas escolas a partir do nível primário como na comunidade, com especial ênfase na - (1) prevenção através da identificação dos principais factores de risco (2) diagnóstico e tratamento precoces através do reconhecimento dos sintomas (3) prevenção e controlo das complicações através de medicação regular e acompanhamento por profissionais de saúde formados. Devem ser utilizadas estratégias inovadoras de educação sanitária para chegar à comunidade através de diferentes plataformas.

- ***O papel das escolas e dos professores***: os professores devem ser formados para reconhecer os primeiros sinais de perda auditiva e tomar medidas imediatas. Devem ser treinados para examinar as crianças em idade escolar para detetar diferentes graus de deficiência auditiva.

> *Papel dos funcionários públicos*: os profissionais de saúde a nível primário e os funcionários do ICDS (Integrated Child Development Services) devem ser sensibilizados para os problemas auditivos comuns e para a sua deteção precoce. Podem contribuir para este objetivo:

sensibilizar a comunidade para os cuidados a ter com os ouvidos ;

o reconhecer as crianças com problemas frequentes de ouvido e orientá-las para um tratamento adequado.

> *O papel dos meios de comunicação* social: os meios de comunicação social desempenham um papel crucial na sensibilização através de vários métodos, incluindo a televisão, a rádio e a imprensa escrita. Esta divulgação de informação deve ser continuada a longo prazo, a fim de reforçar as mensagens sobre os factores de risco, o diagnóstico precoce e o tratamento das doenças do ouvido.

> *Promover um estilo de vida saudável*: Práticas saudáveis, como não colocar líquidos nos ouvidos ou limpá-los com palitos, como tampões de ouvido, são prejudiciais. As pessoas precisam de ser sensibilizadas para o facto de os ouvidos se limparem a si próprios. Não há necessidade de limpar ativamente os ouvidos que funcionam normalmente.

> *Rastreio auditivo*: O rastreio auditivo nas escolas, anganwadis, centros de saúde e reuniões públicas permite detetar a perda de audição numa fase precoce e tratá-la.

> *O papel do sector da saúde*: o sector da saúde deve desempenhar um papel proactivo na sensibilização através de estratégias a vários níveis. O aconselhamento e a informação podem ajudar as pessoas a evitar riscos para a sua saúde. Tal contribuirá para o diagnóstico e o tratamento precoces das doenças do ouvido.

8. **<u>Pontos fortes e limitações</u>**

8.1 <u>Destaques:</u>

- O estudo envolveu crianças do ensino primário com elevado risco de doenças do ouvido evitáveis.

- Foi examinado um conceito relativamente inexplorado de factores de risco sociodemográficos e biológicos para a doença do ouvido.

8.2 <u>Restrições:</u>

- Foi estudado um número limitado de crianças de zonas rurais e urbanas.

- Foi estudado um grupo etário muito pequeno [5-11 anos].

- As condições ideais para examinar os ouvidos das crianças não estavam presentes, uma vez que o exame foi efectuado nas instalações da escola.

- Um desenho de estudo mais robusto, como um estudo de coorte, ajudará a estabelecer a relação causal entre os factores de risco e a doença otológica.

9. **REFERÊNCIAS**

1. Yoshinaga-Itano C, Seday AL, Coulter DK, Mehl AL. Language in children identified early and later with hearing impairment (Linguagem em crianças identificadas precocemente e mais tarde com deficiência auditiva). Pediatrics 1998;**102**(5):1161-71.

2. Tellevik JM. Language and problem-solving ability: a comparison of deaf and hearing adolescents (Linguagem e capacidade de resolução de problemas: uma comparação entre adolescentes surdos e ouvintes). Scand J Psychol 1981;**22**(2):97-100.

3. Northern JL, Downs MP. Hearing in children. 5ª ed. Philadelphia, PA, Londres: Lippincott, Williams & Wilkins; 2001.

4. Olusanya BO, Neumann KJ, Saunders JE. O peso global da perda auditiva relacionada com a deficiência: um apelo à ação. Boletim da Organização Mundial de Saúde 2014;**92**(5):367-73. Disponível em: www.who.int/bulletin/online firsVBLT.13.128728.pdf (acedido em 2 de janeiro de 2016).

5. Karchmer MA, Allen TE. Functional assessment of deaf and hard-of-hearing students (Avaliação funcional de estudantes surdos e com dificuldades auditivas). Am Ann Deaf 1999;**144**(2):68-77.

6. Theunissen SC, Rieffe C, Netten AP, Briaire JJ, Soede W, Schoones JW, etal. Psicopatologia e seus factores de risco e de proteção em crianças e adolescentes com perda auditiva: uma revisão sistemática. JAMA Pediatrics 2014;**168**(2):170-177.

7. Ficha informativa sobre surdez e perda auditiva. Genebra: Organização Mundial da Saúde; 2015. (Acesso 21 dezembro de 2015). Disponível em: http://www.who.int/mediacentre/factsheets/fs300/en/

8. Prevenir a cegueira e a surdez. Estimativas globais da prevalência da deficiência auditiva. Genebra: Organização Mundial de Saúde 2013.(Acedido em 30 de setembro de 2015). Disponível em: http://www.who.int/pbd/deafness/estimates/en/index.html

9. Neeraj K, Sanjeev J, Pareek SM. Determinantes da PASN na doença crónica do ouvido médio. Indian J Otolaryngol Head Neck Surg Dec 2004;56(4):269-73

10. Relatório de situação e atualização sobre surdez, deficiência auditiva e programas de intervenção - Planos de ação propostos para prevenir e mitigar a deficiência auditiva nos países da região do Sudeste Asiático. [Escritório Regional para o Sudeste Asiático; Organização Mundial da Saúde: 2007.

11. Documentos de formação da OMS para o rastreio auditivo primário, nível intermédio. Genebra: Organização Mundial de Saúde: 2006. (Acedido em 6 de setembro de 2015). Disponível em: http://www.who.int/pbd/deafness/activities/hearing care/trainer.pdf

12. Dados do recenseamento da população. Censo da Índia, 2011. [Ministério dos Assuntos Internos. Governo da Índia:2011. (Acedido em 6 de setembro de 2015) Disponível em: http://www.censusindia.gov.in/2011census/population_ enumeration.aspx.

13. Relatório da Reunião Científica OMS/IAPB, Hyderabad, Índia. Organização Mundial de Saúde, abril de 1999. Disponível em: whqlibdoc.who.int/hq/2000/WHO_PBL_00.77.pdf (acedido em janeiro de 2016)

14. Absalan A, Pirasteh I, Khavidaki G, Asemi A, Esfahani A, Nilforoush M. Um estudo de prevalência de perda auditiva entre crianças do ensino primário no Sudeste do Irão. Int J Otolaryngol;2013:2013.4p. Disponível em: http://dx.doi.org/10.1155/2013/138935

15. Deficiência auditiva em crianças: estratégias de prevenção e cuidados. Organização Mundial da Saúde; 2016. Disponível em :

http://apps.who.int/iris/bitstream/10665/204632/1/9789241510325_eng.pdf?ua=1&ua=1

(acedido em 5 de abril de 2016).

16. Directrizes para o rastreio audiológico. ASHA; 1996. Disponível em: http://www.asha.org/policy/GL1997-00199.htm (consultado em 4 de janeiro de 2016)

17. Dhingra PL, Dhingra S. Doenças da garganta, nariz e ouvidos. 5 [th]edição. Nova Deli, Índia. Elsevier. 2010

18. Smith RJ, Shearer AE, Hildebrand MS. Overview of hereditary deafness and hearing loss (Visão geral da surdez e perda auditiva hereditárias). [Internet] Universidade de Washington, Seattle; GeneReviews. Seattle(WA);2016:203-15.

19. Morris PS, Leach AJ: Otite média aguda e crónica. Pediatr Clin North Am 2009, 56(6):1383-99.

20. Karevold G, Kvestad E, Nafstad P, Kvaerner KJ: Infecções respiratórias em crianças em idade escolar: Comorbilidade e factores de risco. Arch Dis Child 2006;91(5):391-5.

21. Davidson J, Hyde ML, Alberti PW: Epidemiologia da deficiência auditiva em crianças. Scand Audiol Suppl 1988;30:13-20.

22. Aggarwal AK, Chadha S, Garg S. Profile of hearing morbidity and identification of barriers and challenges in accessing ear and hearing care services among children in urban and rural Delhi. [Internet]. ICMR. (Acessado em 30 de setembro de 2014). Disponível em: http://scholar.google.co.in/scholar?start=10&q=prevalence+Ears+Morbidities+in+Indian+chil dren+ &hl=en&as_sdt=0,5

23. Berg AL, Papri H, Ferdous S, Khan NZ, Durkin MS (2006) Methods for screening children for hearing impairment in rural Bangladesh. Int J Pediatr Otorhinolaryngol 70:107-114

24. Deteção e tratamento da perda auditiva em crianças em idade escolar [Internet]. ASHA (ASSOCIAÇÃO AMERICANA DE SAÚDE AUDITIVA). (Acedido em 2014 Ago 8). Disponível em: asha.org/default.aspx?q=hearinglossinschoolagechildren.

25. Barton GR, Stacey PC, Fortnum HM, Summerfield AQ. Children with hearing loss in the

UK, IV: cost-effectiveness of paediatric cochlear implantation (Crianças com perda auditiva no Reino Unido, IV: custo-eficácia do implante coclear pediátrico). Ear Hear. 2006;27(5):575-88

26. Smith A, Garms C: A Aliança enfrenta as realidades globais da perda auditiva. Saúde Auditiva 2004;20:2

27. Recursos de formação da OMS para os cuidados primários do ouvido e da audição, nível avançado. Genebra: Organização Mundial de Saúde 2006. http://www.who.int/pbd/deafness/activities/hearing care/trainer.pdf (acedido em 12 de dezembro de 2015).

28. Comité Conjunto para o Rastreio Auditivo na Primeira Infância, declaração de posição. [Internet]. Academia Americana de Pediatria: 2007 (acedido em 25 de agosto de 2015). Disponível em: http://www.asha.Org/policy/PS2007-00281.htm#sec1.1,

29. Relatório de um workshop da Fundação OMS/CIBA. Prevention of hearing damage due to chronic otitis media. Londres: Fundação CIBA: 1996.

30. Otite média crónica purulenta: peso da doença e opções de tratamento. Saúde e desenvolvimento da criança e do adolescente, prevenção da cegueira e da surdez. [Genebra: Saúde Mundial: 2004.

31. Guest JF, Greener MJ, Robinson AC, Smith AF. Cerume impactado: composição, produção, epidemiologia e gestão. QJM 2004;97(8):477-88.

32. Baisakhiya N, Golher S, Prashant. Depilação com cera: uma visão geral. [Internet] J Otorhinolaryngol. 2009;9(1):14.

33. Erdivanli OC, Coskun Z O, Kazikdas K C, Demirci M. Prevalência de otite média com

efusão em crianças do ensino primário na região oriental do Mar Negro da Turquia e impacto do tabagismo no desenvolvimento de otite média com efusão. Indian J Otolaryngol Head Neck Surg. janeiro de 2012;64(1):17-21. DOI 10.1007/s12070-011-0131-z

34. Stevens G, Flaxman S, brunskill E, Mascarenhas M, Mathers C, Finucane M. Global and regional hearing impairment prevalence: an analysis of 42 studies in 29 countries. Eur J Pub health 2011;23(1): 146-152. Doi:10.1093/eurpub/ckr176

35. Milhões de pessoas em todo o mundo sofrem de perda auditiva que pode ser tratada ou prevenida [Internet]. Genebra; estimativas da Organização Mundial de Saúde: 2011. (Acedido em 25 de agosto de 2015). Disponível em: http://www.who.int/pbd/deafness/news/Millionslivewithhearingloss.pdf?ua=1

36. Waqar-Uddin, Hussain A, Khan A, Ahmad F, Samilullah. Prevalência e comparação da otite média crónica purulenta em escolas públicas e privadas. Ann. Pak. Inst. Med. Sci.2009;5(3):141-4.

37. Pascolini D, Smith A. Deficiência auditiva em 2008. A compilation of available epidemiological studies, Inter J Audiol 2009;48:7.

38. Westerberg BD, Lee PK, Lukwago L, Zaramba S, Bubikere S, Stewart I. Inquérito transversal sobre deficiência auditiva e doenças do ouvido no Uganda. J Otolaryngol Head Neck Surg 2008 Dec;37(6):753-8

39. Khabori M A, Kumar S, Khandekar R. Magnitude das pestanas impactadas em Omã, o seu impacto na deficiência auditiva e o peso económico das pestanas nos serviços de saúde. Indian J Med Sci. 2007;61(5):278-85.

40. Godinho RN, Goncalves TM, Nunes FB, Becker CG, Becker HM, Guimaraes RE et al. Prevalência e impacto da otite média crónica em crianças em idade escolar no Brasil. Primeiro estudo epidemiológico de otite média crônica na América Latina. Int J Pediatr Otorhinolaryngol

2001;223-32.

41. Olusanya BO, Okolo AA, Ijaduola GTA. The hearing profile of Nigerian schoolchildren. Int J Pediatr Otorhinolaryngol 2000;55:173-9

42. Minja BM, Machemba A. Prevalência de otite média, deficiência auditiva e inoculação de cerume entre crianças de escolas rurais e urbanas em Dar es Salaam, Tanzânia. Int J Pediatr Otorhinolaryngol 1996;37(1):29-34.

43. Chayarpham S, Stuart J, Chongsuvivatwong V, Chinpairoj S, Lim A. A study of the prevalence and risk factors of ear disease and hearing impairment in primary school children in Hat Yai, Thailand. J Med Assoc Thai 1996;79(7):468-72.

44. Manual de recenseamento para os nove distritos. Série 08. Parte 12B. N.C.T. Delhi. [Internet]. Direção de Operações Censitárias. Censo da Índia 2011.

45. Rathore P K, Raj A, Mandal S, Meher R, Girhotra M. Ear abuse in school children. Indian J Otolaryngol Head Neck Surg 2006;58(1):61-2.

46. Bandhopadhyay R, Sengupta A, Dasgupta A, Biswas R, Mukherjee S, Biswas AB. A comparative study of frequency of ear diseases among primary school children in an urban slum of Kolkata and rural Hooghly. J Indian Med Assoc 2005;103(8):430-2.

47. Mishra A, Verma V, Shukla G, Mishra S C, Dwivedi R. Prevalência de deficiência auditiva no distrito de Lucknow, Índia. Indian J Public Health 2011;55(2):132-4. DOI : 10.4103/0019-557X.85251

48. Jacob A, Rupa V, Job A, Joseph A. Deafness and otitis media in a rural primary school in South India (Surdez e otite média numa escola primária rural no Sul da Índia). Inter J Ped Otorhinolaryngol 1997;39:133-8.

49. Hatcher J, Smith A, Mackenzie I, Thompson S, Bal I, Macharia I, et al. Um estudo de prevalência de problemas de ouvido em crianças em idade escolar no distrito de Kiambu, Quénia. Int J Pediatr Otorhinolaryngol 1995;33(3):197-205

50. Rao RS, Subramanyam MA, Nair NS, Rajashekhar B. Deficiência auditiva e doenças do ouvido em crianças em idade escolar no sul da Índia rural. Int J Pediatr Otorhinolaryngol 2002;64(2):105-10

51. Zakzouk SM, Hajjaj MF. Epidemiologia da otite média crónica purulenta em crianças sauditas - um estudo comparativo ao longo de duas décadas. Int J Pediatr Otorhinolaryngol. 2002;62:215-8.

52. Ologe FE, Nwawolo CC. Purulent chronic otitis media in school children in Nigeria, East Afr Med J 2003;80(3):130-4.

53. Okur E, Yildirim I, Kilic MA, Guzelsoy S. Prevalência de otite média com efusão em crianças do ensino primário em Kahramanmaras, Turquia. Int J Ped Otorhinolaryngol 2004;68:557- 62.

54. Akinpelu O, Amusa Y. Doenças otológicas em crianças nigerianas. Int J Otorhinolaryngol. 2007;7(1).

55. Adhikari P, Kharel B, Ma J, Baral DR, Pandey T, Rijal R, et al. Pattern of Otological Diseases in School Going Children of Kathmandu Valley (Padrão de doenças otológicas em crianças que frequentam a escola no Vale de Katmandu). Arch. int. Otorhinolaryngol 2008;12:502-5.

56. Adhikari P. Amostragem de doenças do ouvido em crianças de escolas rurais: Experiência de campos de saúde gratuitos no Nepal. Int J Ped Otorhinolaryngol 2009;73:1278-80

57. Williams CJ, Coates HL, Pascoe EM, Axford Y, Nannup I. Doença do ouvido médio em crianças aborígenes em Perth: análise dos dados do rastreio auditivo. MJA 2009;190:598-600.

58. Sophia A, Isaac R, Rebekah G, Brahmadathan K, Rupa V. Factores de risco para otite média em crianças pré-escolares indianas que vivem em zonas rurais. Int J Pediatr Otorhinolaryngol 2010; 74(6):677-83

59. Auinger P, Lanphear BP, Kalkwarf HJ, Mansour ME. Trends in otitis media in children in the United States (Tendências da otite média em crianças nos Estados Unidos). Pediatrics 2003;112:514.

60. Rijal AS, Joshi RR, Regmi S, Malla NS, Dhungana A, Jha AK, et al. Doenças do ouvido em crianças que se apresentam no Hospital Universitário da Faculdade de Medicina do Nepal, Nepal. Med Coll J 2011;13(3):164-8.

61. Ozkm§ M, Kapusuz Z, Saydam L. A prevalência de doenças do ouvido médio entre alunos de 7 a 13 anos de idade da escola primária na província de Yozgat. Turkish J Ped 2012;54:493-6.

62. Chadha SK, Sayal A, Malhotra V, Agarwal AK. Prevalência de doenças do ouvido evitáveis em mais de 15.000 crianças em idade escolar no norte da Índia. J Laryngol Otol 2013;127(1):28-32.

63. Absalan A, Pirasteh I, Khavidaki G D, Rad A A, Esfahani A N, Nilforoush M H. Um estudo de prevalência da perda auditiva entre crianças do ensino primário no Sudeste do Irão. Int J Otolaryngol 2013;2013:1-4. DOI 10.1155/2013/138935.

64. Shaheen M M, Raquib A, Ahmad S M. Otite média crónica supurativa e sua associação com factores socioeconómicos em crianças de escolas primárias rurais do Bangladesh. Indian J otolaryngol head neck surg January 2012;64(1):36-41. DOI 10.1007/s12070-011-0150-9.

65. Taneja MK. A surdez como um estigma social: a perspetiva do médico. Indian J Otolaryngol Head Neck Surg Oct 2014. 66(4):353-8. DOI 10.1007/s12070-014-0776-5

66. Yiengprugsawan V, Hogan A. Infecções do ouvido e factores de risco associados,

comorbilidade e utilização dos serviços de saúde em crianças australianas. Int J Ped. Vol 2013. (Artigo-ID 963132) Disponível em: http://dx.doi.org/10.1155/2013/963132

67. Kiris M, Muderris T, Kara T, Bercin S, Cankaya H, Sevil E. Prevalência e factores de risco de otite média com efusão em crianças em idade escolar na Anatólia Oriental. Int J Pediatric Otorhinolaryngol 2012;76:1030-5

68. Czechowicz JA, Messner AH, Alarcon-Matutti E, Alarcon J, Quinones-Calderon G, Montano S, Zunt JR. Surdez e pobreza: a epidemiologia das doenças do ouvido em crianças peruanas em idade escolar. Otolaryngol Head Neck Surg 2010;142(2):272-7.

69. Lasisi AO, Sulaiman OA, Afolabi OA. Estatuto socioeconómico e perda de audição na otite média crónica purulenta na Nigéria. Annals of Tropical Paediatrics 2007;27:291-6.

70. Verma R. Manual de medicina comunitária. Segunda edição. Chandigarh, Índia. Saurabh Medical Publishers. 2014.

71. Srikanth S, Isaac R, Rebekah G, Rupa V. Conhecimentos, atitudes e práticas relativamente aos factores de risco da otite média numa comunidade rural do Sul da Índia. Int J Pediatr Otorhinolaryngol Oct 2009;73(10):1394-8. Doi : 10.1016/j.ijporl.2009.06.024.

72. Baille R, Stevens M, Mcdonald E, Brewster D, Guthridge S. Exploring cross sectional associations between common childhood illnesseness, housing and social conditions in remote Australian aboriginal community. BMC Pub Health 2010;10:147.

73. Upadhyay SK, Jha AK, Mishra SC. Community-based research programme for prevention of deafness with special emphasis on children - a preliminary report. Indian J Otolaryngol Head Neck Surg 2004;6(4):262-5

74. Mukherjee S.S., Sarkar K.D. Prevalência de deficiência auditiva em crianças de alto risco de meios socioeconómicos médios com cerca de 1 ano de idade e sua correlação com factores de risco. Indian J Otolaryngol Head Neck Surg dezembro de 2013;65(3):598-603. DOI 10.1007/s12070-012-0580-z

75. Bansal R, Raj A. Deficiência auditiva na população rural: etiologia. Indian J Otolaryngol Head Neck Surg abril de 1998;50(2).

76. Biswas AC, Joarder AH, Siddiquee BH. Prevalência de OMCS em crianças de escolas rurais. Mymensingh Med J 2005;14(2):152-5.

77. Benova L., Grundy E., Ploubidis G. B. Posição socioeconómica e comportamento de saúde para a perda auditiva em adultos mais velhos na Índia. J Geront 2014;70(3):443-52. Doi:10.1093/geronb/gbu024.

78. Omondi D, Ogol C, Otieno S, Macharia I. Sensibilização dos pais para a deficiência auditiva dos seus filhos em idade escolar e comportamento no acesso a cuidados médicos em Kisumu, Quénia. Int J Pediatr Otorhinolaryngol. 2007;71(3):415-23.

79. Sreeramareddy CT, Shankar RP, Sreekumaran BV, Subba SH, Ramachandran H: Care seeking behaviour for childhood illness-a questionnaire based survey in Western Nepal. BMC Int Health Hum rights 2006;6:7

80. Jimba M, Poudyal AK, Wakai S. The Need For Linking Healthcare-Seeking Behavior And Health Policy In Rural Nepal (A Necessidade de Ligar o Comportamento de Procura de Cuidados de Saúde e a Política de Saúde na Zona Rural do Nepal). Southeast Asian J Trop Med Pub Health 2003;34(2):462-3.

81. Pillai RK, Williams SV, Glick HA, Polsky D, Berlin JA, Lowe RA: Factores que influenciam a decisão de tratar crianças doentes em Kerala, Índia. <u>Soc Sci Med</u> 2003;57(5):783-90.

82. Dia Mundial da Audição: 3 de março. Prevenção da cegueira e da surdez. Saúde mundial Organização. 2016. (Acedido em 3 de abril de 2016) Disponível em : <u>http://www.who.int/pbd/deafness/news/WHD2016/en/</u>

83. Programa nacional de prevenção e controlo da surdez. Índia; Ministério da Saúde e do Bem-Estar Familiar, Governo da Índia: 2012.

84. Vijaya KI, RavikiranE. Escala do estatuto socioeconómico de Kuppuswamy com escalões de rendimento actualizados para o ano de 2013. Revista nacional de pesquisa em medicina comunitária. julho de 2013;2(2):079-148.

85. Matkin ND. Reavaliar a nossa abordagem à avaliação: a demografia muda, nós também? Deficiência auditiva em crianças. York Press;Parkton 1988:101-11.

86. Relatório anual sobre o registo de nascimentos e óbitos em Deli, 2014. Delhi; Direção de Economia e Estatística e Gabinete do Conservador-Chefe. Governo do Território da Capital Nacional de Deli. 2014. (acedido **em janeiro de 2015).** **Disponível em**: <u>www.delhi.gov.in/wps/wcm/connect/.../report+final.pdf?MOD</u>

87. Key data and trends: Population totals NCT of Delhi. Deli: Comissão de Recenseamento da Índia;2011:16p.

88. Relatório sobre toda a Índia 2006. Inquérito de avaliação da cobertura, Nova Deli: UNICEF; 2006. 140p.

89. Inquérito Nacional de Saúde Familiar (NFHS-3), Índia 2005-2006. Mumbai: Instituto Internacional de Ciências da População; 2009 Fev. 133p.

90. Ding X, Xu L, Gerald F, Gao X. A avaliação da deficiência auditiva entre crianças saudáveis em áreas rurais e urbanas na China. Intl J. of Paed Otolar 2011;75:330-6.

91. Eziyi JAE, Amusa YB, Nwawolo CC, Ezeanolue BC. Vacinação contra cera em crianças nigerianas em idade escolar. East Centr Afr J Surg 2011;16(2):40-5.

92. Blaustein CD. Epidemiologia e patogénese da otite média crónica purulenta: Importância para a prevenção e tratamento. Int J Pediatr Otorhinolaryngol 1998;42:207-23.

93. Ross AK, Croft PR, Collins M. Incidence of acute otitis media in infants in a general practice (Incidência de otite média aguda em bebés numa clínica geral). Journal of the Royal College of General Practitioners 1988;38:70-2.

94. Davies PH, Benger JR. Foreign bodies in the nose and ears: an overview of extraction techniques in the emergency department. J Accid Emerg Med 2000;17:91-4.

95. Iseh KR, Yahaya M. Corpos estranhos no ouvido: observações sobre o perfil clínico em Sokoto, Nigéria. Ann AfrMed 2008;7(1):18-23.

96. SK. Avaliação etiológica de corpos estranhos no ouvido e nariz. J Laryngol Otol 1984;98(10):989-91.

97. Rowlands S, Devalia H, Smith C, Hubbard R, Dean A. Otitis externa in UK general practice: a survey using the UK General Practice Research Database. Br J Gen Prac 2001;51:533-8.

98. Kalpana R. A study of the prevalence and aetiology of hearing impairment in school children (Estudo da prevalência e etiologia da deficiência auditiva em crianças em idade

escolar). Ind J Otolaryngol Head neck surg junho de 1997;49(2).

99. Muftah S, Mackenzie I, Faraghar B, Brabin B. Prevalência de otite média crónica purulenta e danos auditivos associados em crianças em idade escolar no Iémen. Oman Med J 2015;30(5):358-65.

100. Amusa YB, Ijadunola IK, Onayade OO. Epidemiologia da otite média numa população local tropical africana. West Afr J Med Jul 2005;24(3):227-30.

101. Chung JH, Lee SH, Woo SY, Kim SW, Cho YS. Prevalência e factores associados da otite média crónica purulenta: Dados do Inquérito Nacional de Saúde e Nutrição da Coreia, 2009-2012. Laryngoscope Apr 2016. Doi: 10.1002/lary.25981.

102. Humaid AH, Abou-halawa S A, Khan A M, Hamamah S N, Duways A S, Alanazi M A. Prevalência e fatores de risco de otite média com efusão entre crianças em idade escolar na área de Qassim, na Arábia Saudita. Int J Health Sci Oct 2014;8(4).

103. Duncan B, John E, Holberg C J, Wright A L, Martinez F D, Taussig L M. Exclusive breastfeeding for at least 4 months protects against otitis media. Pediatr May 1993;91(5).

104. Dewey K G, Heinig M J, River L N. Differences in morbidity between breastfed and formula-fed infants (Diferenças na morbilidade entre bebés amamentados e alimentados com fórmulas). J PEDIATR 1995;126:696-702. DOI : http://dx.doi.org/10.1016/S0022-3476(95)70395-0

105. Sassen M L, Brand R, Grote J J. Breastfeeding and acute otitis media. Am J Otolaryngol Sept 1994;15(5):351-7. Doi:10.1016/0196-0709(94)90134-1.

106. Gultekin E, Develioglu ON, Yener M, Ozdemir I, Kulekgi M. Prevalência e factores de

risco de otite média persistente com efusão em crianças do ensino primário em Istambul, Turquia. <u>Auris Nasus Larynx</u> Apr 2010;37(2):145-9. Doi : 10.1016/j.anl.2009.05.002.

107. Obiedi S H. Cicatrização espontânea de perfurações timpânicas traumáticas. Ann. Coll. Med. Mosul 2009;35(1):26-32

108. Afolabi O A, Aremu S K, Alabi B S, Busari S S. Traumatic tympanum

Perfuração: um perfil etiológico. BMC Research Notes 2009;2:232. Doi:10.1186/1756-0500- 2-232.

109. Blanchard R G, Gervaix A. Efeitos da vacinação na otite média aguda. Rev Med Suisse. Fev 2016;12(506):350-3.

110. Rupa V, Isaac R, Rebekah G, Manoharan A. Association of nasopharyngeal colonization with Streptococcus pneumoniae and other risk factors with acute otitis media in an unvaccinated Indian birth cohort. Epidemiol Infect. Mar 2016;2:1-9.

111. Chonmaitree M D, Mary M D, Owen, Patel J, Hedgpeth B D, Horlick B D, Howie V M. Effect of viral respiratory tract infection on outcome of acute otitis media. J Paediatr. junho de 1992;120(6):856-62. <u>Doi:10.1016/S0022-3476(05)81950-X.</u>

112. Krystal R, Dobbs L A, Nair S, Patel J, James J G, Chonmaitree T. Incidence of acute otitis media and sinusitis <u>complicating</u> upper respiratory tract infection: the effect of age. Paediatrics. junho de 2007;119(6). [Abstract]

113. Encontrar os dados. Factos sobre os países. Perspectivas Económicas Mundiais. 2016. [Internet]. Disponível em: http://country-facts.findthedata.com/compare/122-136/India-vs-Bangladesh.

114. Hansen M P, Howlett J, Chris D M, Hoffmann T C. Crenças e conhecimentos dos pais sobre a gestão da otite média aguda: um estudo qualitativo. Hansen et al. BMC Family Pract

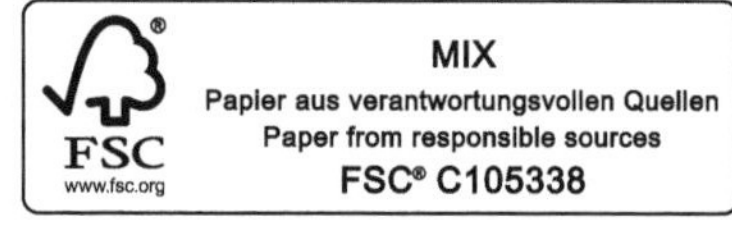

Printed by Books on Demand GmbH, Norderstedt / Germany